JN102465

フローチャート
コロナ後遺症
漢方薬

あなたも今日から診療できる！

監修 | **髙尾昌樹**　国立精神・神経医療研究センター病院
臨床検査部・総合内科部長
コロナ後遺症外来

著 | **新見正則**　オックスフォード大学 医学博士
新見正則医院 院長

| **和田健太朗**　日本鋼管福山病院
内科腎臓専門部長・透析センター長

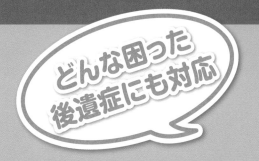

どんな困った
後遺症にも対応

株式
会社 **新興医学出版社**

Flow Chart for Prescription of Kampo Medicine for Post COVID Condition

Editorial Superviser
Masaki Takao, MD, PhD

Authors
Masanori Niimi, MD, DPhil, FACS,
Kentaro Wada, MD, PhD

© First edition, 2022 published by
SHINKOH IGAKU SHUPPAN CO. LTD., TOKYO.
Printed & bound in Japan

執筆者一覧

監 修

高尾　昌樹　国立研究開発法人国立精神・神経医療研究セ
　　　　　　ンター病院　臨床検査部，総合内科部長，コロ
　　　　　　ナ後遺症外来

著 者

新見　正則　オックスフォード大学医学博士，新見正則医
　　　　　　院　院長
和田健太朗　日本鋼管福山病院　内科腎臓専門部長・透析
　　　　　　センター長

コラム特別寄稿

中永士師明　秋田大学大学院医学系研究科医学専攻　病態
　　　　　　制御医学系　救急・集中治療医学講座　教授
中山今日子　薬剤師，漢方 jp 編集長，漢方薬・生薬認定
　　　　　　薬剤師，日本ファイア研究会　学術担当理事

監修の言葉

　COVID-19 のパンデミックから 3 年目に突入した今, まさに待望の一冊が登場しました. 感染が拡大し時間が経つにつれて, コロナ後遺症というものが社会問題にまでなっています. 症状は多彩で, 脳, 呼吸器, 心臓, 消化管, 筋, 末梢神経, 皮膚と全身に及び, 患者さんも増えています. COVID-19 発症後に, 半数程度の患者さんが何らかの後遺症を認めるとする研究もあります. 後遺症の発症機序を解明するための研究や疫学的研究は始まりましたが, まだ解明されたわけではありません. もちろん治療法も確立されたものはなく, 手探りにより行われているのが現状です. そして, コロナ後遺症の診断には, 客観的バイオマーカーや診断指針は確立されていないので, 外来を受診される患者さん一人一人から経過や症状を聞き, ほかの疾患がないかを除外するといった診療を行う以外手立てがありません. 検査で異常を認めることも少なく, 個々の症状にあわせた治療を行うことが多くなります. そういったなかで, 漢方による治療はたいへん重要な手段の一つです. しかし, 漢方を専門としない私も含め, 漢方に対する正しい知識と経験を有する医師は少ないのではないでしょうか. 本書の執筆者, 新見正則先生と和田健太朗先生は西洋医学を極め, かつ漢方医としても一流の医師です. 本を開いてみれば, モダン・カンポウのスタイルが踏襲され, 症状から選択するべき漢方薬が簡潔に書かれ, とても読みやすくなっています. 同時に, コロナ後遺症に関する現時点での科学的解釈, コロナ後遺症に対する漢方薬の利点と限界もきちんと書かれていて, 臨床医にとってたいへん使いやすい

本だと思います．コロナ後遺症が，これからもずっと存在し続けるのかわかりませんし，科学的なエビデンスによって，治療法が確立される時がくるかどうかもわかりません．そういった不確かななかでも，コロナ後遺症の患者さんに毎日向き合う医師にとって，治療法の選択肢が多いことは，とても重要なことです．コロナ後遺症はがんのように標準治療といったものが確立し，特定の施設でしか治療ができない疾患ではありません．したがって，患者さんをコロナ後遺症と診断する以上，医師は治療についても最後まで患者さんと向き合う気持ちが必要ではないでしょうか．ぜひ本書をお手元においていただき，あるいは白衣のポケットにいれていただければ，明日からの診療に役立つことは間違いありません．そして，COVID-19 の終焉，コロナ後遺症の病態解明と克服が来る日を願う毎日です．

2022 年 8 月

髙尾昌樹

序に代えて
漢方は最良の納得解

　新型コロナウイルス感染症がこのような世界規模の混乱を招くとは一部の例外な人を除いて誰も思っていませんでした．致死的な感染症と闘う映画などはありますが，どれも感染症に勝つか負けるかというストーリーで，感染症と共存することなど想像できませんでした．

　僕たちは正解のある世の中を生きてきました．予想できる世の中です．ですから両親や先輩からの助言は生きる上で役に立ちました．しかし，世の中の変化のスピードが速くなり，予想できない技術が導入され，予想できないことが勃発し，5年先が予測できない時代になりました．

　義務教育は正解を探す訓練です．受験勉強も同じです．医療界も正解を探してきました．ガイドラインやエビデンスなどにより誰かが作ってくれた正解に沿って治療することが医師の仕事になりました．ちなみにエビデンスの世界では1,000例規模のランダム化された臨床試験を勝ち抜くと正解な治療と認定されます．

　今回，突然に新型コロナウイルス感染症が世界的に大流行しました．新型コロナウイルスの感染力が不明で，どれほど恐ろしいものかわからなかった初期に比べれば，現在はたくさんの情報が集まっています．そしてサイエンスは進歩しています．爆発的な流行のもとで人々が感染し，集団免疫を獲得していく過程のなかで，ウイルスも変異し，人間の免疫力，社会の免疫力によってなんとか社会秩序を保っています．

コロナ後遺症はさまざまな症状や病態が報告されています．コロナ後遺症の治療にはまだエビデンスはありません．正解がないのです．正解がないのですが，患者さんは困っているのです．そんなときには方法は3つしかないと思っています．

①新しい治療法を開発する

②今，ある治療法を応用する（ドラッグトランスフォーメーション）

③生活習慣などで自分の免疫力を高める

　まず，臨床医としてできることは保険適用の治療で患者さんの訴えを改善できる方法を探すことです．幸い148種類の漢方薬が保険適用され，保険適用病名が複数あります．漢方薬には大規模臨床試験を勝ち抜いたエビデンスはありませんが，歴史的に淘汰されずに生き残っているという事実があります．コロナ後遺症の患者さんに漢方薬を使うための道標となるよう，本書を緊急出版しました．

　正解がない世の中では，納得解を探すしかありません．漢方薬は正解となる西洋薬が登場するまでは，最良の納得解として使えると思います．漢方薬の好き嫌いにかかわらず漢方薬をコロナ後遺症の治療の選択肢に加えてください．

2022年8月

新見正則

本書の使い方

　本書はどこから読んで頂いても大丈夫です．また，漢方を今までまったく処方したことがなくても問題ありません．コロナ後遺症で困っている症状を持つ患者さんに使ってみてください．西洋薬はすべて併用で問題ありません．粉をそのまま飲んでも，お湯に溶かして飲んでも問題ありません．食前や食間が基本ですが，忘れたときは食後で問題ありません．

　たくさんの方に処方しましたが，今まで問題となったことはほとんどありません．漢方の魅力は，西洋薬の邪魔をしないことです．ですから気軽に使えるのです．だからこそ，医師の処方がなくても，薬局でもある程度のものは入手可能なのです．保険適用漢方エキス剤を1包服用して死亡した報告はありません．また妊娠を知らずに飲んで，流産・早産した報告は1例もありません．何か起こるときは，内服している患者さんも，処方している医師も，「漢方では何も起きない」と思い込んでいるときです．つまり，何か起こったら中止とすれば，問題ありません．西洋薬と食事の中間に位置するものといったイメージで使用しています．まずはフローチャートで処方してください．漢方は生薬の足し算です．どんな生薬が作用しているのか，もっと知りたい方は処方の下に記載されている生薬構成などご参考下さい．詳しく知りたい方は『3秒でわかる漢方ルール』をご参照下さい．

88002-894 JCOPY

目　次

88002-894 JCOPY

※本書で記載されているエキス製剤の番号は株式会社ツ
ムラの製品番号に準じています．番号や用法・用量は，
販売会社により異なる場合がございますので，必ずご確
認ください．
※本書は基本的に保険適用の漢方薬を記載しています．
※本書は使いやすさを優先に一般的に使用されている商
品名で記載しました．
※名称について：新型コロナウイルス感染症（Coronavi-
rus disease 2019：COVID-19）の後遺症は Long
Covid-19 または Post Covid-19 と呼ばれ，新型を意
味する 19 を使用しないこともあります．本書では基本
的に「コロナ後遺症」を基本文言として，適宜「新型」，
「ウイルス」，「感染」などの語句を加えています．文字
数の関係によることが多く，そこに特別な意味合いはあ
りません．

88002-894 JCOPY

モダン・カンポウ
の基本

新見正則

西洋医のためのモダン・カンポウ

　漢方薬が効果を発揮するためには，西洋医が漢方を使用することが必要です．腹部や脈，舌などの漢方の古典的診察によるヒントを用いなくても，役に立てば漢方薬を使用すればよいのです．そして漢方薬は保険適用となっています．

　疑う前にまず使ってみましょう．そんな立ち位置がモダン・カンポウです．漢方薬は食事の延長と思って使用して構いません．しかし，確かに漢方には薬効があります．つまりまれに副作用も生じます．何かあれば中止しましょう．それだけの注意を払って，患者さんに使用してください．

西洋医学の補完医療の漢方（モダン・カンポウ）

● 西洋医が処方する
● エキス剤しか使用しない
● 西洋医学で治らないものがメインターゲット
● 効かない時は順次処方を変更すればよい
● 現代医学的な視点からの理解を
● 古典を最初から読む必要はない
● 漢方診療（腹診や舌診）はしたほうがよいが必須ではない
● 明日からでも処方可能

大塚敬節先生は上記のような処方方法を「漢方薬治療」と呼んでいました．　　　　　　　　　（「大塚敬節著作集」より）

漢方薬の副作用

何か起これば中止ですよ

　保険適用漢方エキス剤を1包内服しただけで死亡した事例はありません．また，保険適用漢方エキス剤で流産・早産した報告も皆無です．漢方薬はOTCでも売られており，医師の処方箋がなくても薬剤師の先生や登録販売者の判断で投与できる薬剤です．つまり一番安全な部類の薬剤なのです．しかし，薬効がある以上，まれに副作用も出現します．そんな副作用は徐々に，ボツボツ起こるので，「なにか起これば中止ですよ」と言い添えればまったく心配ありません．

　しかし，理解力に欠ける高齢者では要注意です．「なにか起これば中止ですよ」の意味がわからないことがあるからです．そんな時は，2週間に一度の診察を行うことで安全に処方できると考えています．

麻黄剤

　麻黄からエフェドリンが長井長義博士により単離されました．麻黄を含む漢方薬（麻黄剤）を漫然と長期投与すると血圧が上昇することがあります．注意して使用しましょう．麻黄剤を長期投与する時は血圧計を購入してもらって，そして血圧が上がるようなら再受診や電話相談をするように指示します．それを嫌がる患者さんには2週間毎の受診を勧めれば問題ありません．

　「麻」の字が含まれる漢方薬，麻黄湯❷，麻杏甘石湯❺，麻杏薏甘湯❼，麻黄附子細辛湯❷，に麻黄が含まれていることは簡単に理解できます．問題は「麻」の字が含まれないが麻黄

を含む漢方薬です. 葛根湯❶, 葛根湯加川芎辛夷❷, 小青竜湯❶⑨, 越婢加朮湯㉘, 薏苡仁湯㊿, 防風通聖散㊻, 五積散㊽, 神秘湯㊼, 五虎湯㊾などです. ちなみに升麻葛根湯❿の「麻」は升麻, 麻子仁丸⑫⑥の「麻」は麻子仁のことで麻黄とは無関係です.

甘草含有漢方薬（医療用漢方製剤の禁忌項目）

①アルドステロン症の患者

②ミオパチーのある患者

③低カリウム血症のある患者

〔これらの疾患及び症状が悪化する可能性がある〕

半夏瀉心湯⑭	小青竜湯⑲
人参湯㉜	五淋散㊾
炙甘草湯㊿	芍薬甘草湯㊻
甘麦大棗湯㉒	芎帰膠艾湯㊺
桂枝人参湯㉒	黄連湯⑫⓪
排膿散及湯⑫㉒	桔梗湯⑬㊳

（1日量として甘草を2.5ｇ以上含有する方剤）

甘草はグリチルリチンを含みます. 長期投与すると偽アルドステロン症を発症することがあります. 血圧が上昇し, 血清カリウムが下がり, そして下肢がむくみます. 甘草が1日量で2.5ｇを超えると薬剤師の先生から, 甘草の量を把握したうえで処方しているかの確認の電話をもらうことがあります.

しかし, 他院で芍薬甘草湯㊻を1日3回数年間処方されてもまったく問題ない患者さんが何人もいました. 芍薬甘草湯㊻は構成生薬が2種類で漫然と投与すると耐性を生じ, また偽アルドステロン症の危険もあります. 漢方を理解して処方していれば起こらないことですが, 現実的に残念ながら起

表 1　甘草 2.5 g 以上含む漢方薬

6 g	芍薬甘草湯 68
5 g	甘麦大棗湯 72
3 g	小青竜湯 19，人参湯 32，五淋散 56，炙甘草湯 64， 芎帰膠艾湯 77，桂枝人参湯 82，黄連湯 120， 排膿散及湯 122，桔梗湯 138
2.5 g	半夏瀉心湯 14

こっていることです．甘草含有量が多い漢方薬は**表1**のとおりです．

　一方で甘草は128内服薬中94処方に含まれています．すると漢方薬の併用で甘草は重複投与となり，甘草の量が2.5 gを超えることは多々あります（**表2**）．注意すればまったく問題ないことですが，漫然とした長期投与は要注意です．

　利尿剤を内服しているとカリウムが4以下となり不整脈を気遣う医師では，甘草含有漢方薬の投与を躊躇することがあります．そんな時は甘草を含まない漢方薬を知っていることが大切です．甘草を含まない漢方薬でも結構対応可能です．

　煎じ薬では「去甘草」（甘草を除く）とすればよいのですが，構成生薬が固定されている漢方エキス剤では特定の生薬を抜くことはできません．甘草を投与したくないけれど漢方薬を与えたい時は**表3**のなかから漢方薬を選ぶことになります．これらの甘草を含まない漢方薬でもいろいろな症状に対応可能です．

　芍薬甘草湯 68 の奥深さについてさらに知りたい方は『フローチャート慢性腎臓病漢方薬』をご参照下さい．

表2　エキス剤を複数処方する時は甘草の量に注意

処方①（甘草 g）	処方②（甘草 g）	①＋②の甘草量（g）
芍薬甘草湯❻❽（6）	柴胡桂枝湯❿（2）	8
芍薬甘草湯❻❽（6）	疎経活血湯❺❸（1）	7
小青竜湯⓳（3）	小柴胡湯❾（2）	5
苓甘姜味辛夏仁湯⓲⓲❾（2）	小青竜湯⓳（3）	5
炙甘草湯❻❹（3）	苓桂朮甘湯❸❾（2）	5
麦門冬湯㉙（2）	小柴胡湯❾（2）	4
白虎加人参湯❸❹（2）	小柴胡湯❾（2）	4
麻杏甘石湯❺❺（2）	小柴胡湯❾（2）	4
苓甘姜味辛夏仁湯⓲⓲❾（2）	小柴胡湯❾（2）	4
葛根湯❶（2）	桂枝加朮附湯⓲（2）	4
葛根湯❶（2）	小柴胡湯加桔梗石膏❿❾（2）	4
麦門冬湯㉙（2）	柴胡桂枝湯❿（2）	4
麦門冬湯㉙（2）	麻杏甘石湯❺❺（2）	4
麻杏甘石湯❺❺（2）	麻杏薏甘湯❼❽（2）	4
越婢加朮湯㉘（2）	防已黄耆湯⓴（1.5）	3.5
麻黄湯㉙（1.5）	越婢加朮湯㉘（2）	3.5
麦門冬湯㉙（2）	補中益気湯❹❶（1.5）	3.5
疎経活血湯❺❸（1）	当帰四逆加呉茱萸生姜湯❸❽（2）	3
滋陰降火湯❾❸（1.5）	竹茹温胆湯❾❶（1）	2.5
滋陰降火湯❾❸（1.5）	清肺湯❾⓪（1）	2.5

※生薬が重なる時は，エキス剤では処方①＋②の合計，煎じ薬では多いほうのみを処方します。

表３　甘草を含まない処方

麻黄剤	麻黄附子細辛湯(127)
瀉心湯	黄連解毒湯⑮，温清飲(57)，三黄瀉心湯(113)
柴胡剤	大柴胡湯⑧，柴胡加竜骨牡蛎湯⑫
参耆剤	半夏白朮天麻湯㊲
腎虚に	八味地黄丸⑦，六味丸(87)，牛車腎気丸(107)
血虚に	七物降下湯㊻，四物湯(71)
駆瘀血剤	当帰芍薬散㉓，桂枝茯苓丸㉕，大黄牡丹皮湯㉝
水毒に	五苓散⑰，小半夏加茯苓湯㉑，猪苓湯㊵
附子剤	真武湯㉚
建中湯	大建中湯(100)
下　剤	麻子仁丸(126)，大承気湯(133)
その他	半夏厚朴湯⑯，呉茱萸湯㉛，木防已湯㊱，茯苓飲(69)，辛夷清肺湯(104)，猪苓湯合四物湯(112)，茯苓飲合半夏厚朴湯(116)，茵陳五苓散(117)，三物黄芩湯(121)，桂枝茯苓丸加薏苡仁(125)，茵陳蒿湯(135)

小柴胡湯❾（医療用漢方製剤の禁忌項目）

①インターフェロン製剤を投与中の患者
②肝硬変，肝癌の患者
③慢性肝炎における肝機能障害で血小板数が 10 万/mm^3 以下の患者

　以前は保険適用漢方エキス剤で唯一の禁忌項目は小柴胡湯❾でした．

　高齢者では原発性肝癌や転移性肝癌に罹患している人も少なくありませんので，注意が必要です．

　なお，この禁忌事項は小柴胡湯❾にのみ適応され，不思議なことに小柴胡湯❾含有漢方薬である柴胡桂枝湯❿，柴陥湯❼❸，柴朴湯❾❻，小柴胡湯加桔梗石膏❶⓪❾，柴苓湯⓵❹には禁忌の記載はありません．

腸間膜静脈硬化症

　最近注目されている山梔子による副作用です．山梔子含有漢方薬を 5 年以上内服している時には特に注意が必要といわれています（表4）．下痢，腹痛，便秘，腹部膨満，嘔気，嘔吐などが繰り返し現れた場合や便潜血が陽性となった時は念のため，大腸内視鏡検査を行いましょう．僕はまったく気にせず使っていますが，こんな副作用があると知っておくことは大切です．

表4　山梔子を含む漢方薬

黄連解毒湯⓵❺，加味逍遙散❷❹，荊芥連翹湯❺⓪，五淋散❺❻，温清飲❺❼，清上防風湯❻❽，防風通聖散❻❷，竜胆瀉肝湯❼❻，柴胡清肝湯❽⓪，清肺湯❾⓪，辛夷清肺湯⓵⓪❹，茵蔯蒿湯⓵❸❺，加味帰脾湯⓵❸❼　など

88002-894　JCOPY

コラム コロナ後遺症にオンライン診療

　新型コロナウイルス感染症が大流行し，対面診察から遠隔診療に行政も医師会も一気にシフトしました．遠隔診療を否定する根拠もなくなりました．対面診療でないと漏れが生じるというのが遠隔診療を否定する1つの理由でしたが，僕的には遠隔診療で対面診療の必要性を感じたら，自分の対面診療に誘導するか，対面診療が可能な先を紹介すればいいと思います．

　そしてコロナ後遺症の筋痛性脳脊髄炎/慢性疲労症候群（ME/CFS）の状態では，対面診療に赴くことが本当に難しいのです．そんなときには遠隔診療は本当に役に立ちます．遠隔診療は是非ともご自身が患者となって（ちょっとした訴えで）体感してください．待ち時間はまったくなく，漢方薬や西洋薬も翌日には（場合により翌々日）自宅に配送されるシステムは本当に快適で便利です．

　新見正則医院はフローチャート的漢方処方では治らない患者さんの最後の砦です．保険適用の漢方薬では治らない患者さんが受診されますので，新見正則医院は自費診療です．そんな僕のクリニックにも漢方の保険診療を求めて受診を希望する人がいます．そんな患者さんはすべて遠隔診療で保険適用漢方薬を処方してくださる先生をご紹介しています．

　僕の遠隔診療のお勧めは出雲漢方クリニックの宮本信宏先生です．出雲漢方クリニックは全国に対応しています．遠隔診療の導入を考えている先生は出雲漢方クリニックの方法を参考にするといいですよ．

（新見正則）

新型コロナ後遺症 漢方薬早見表

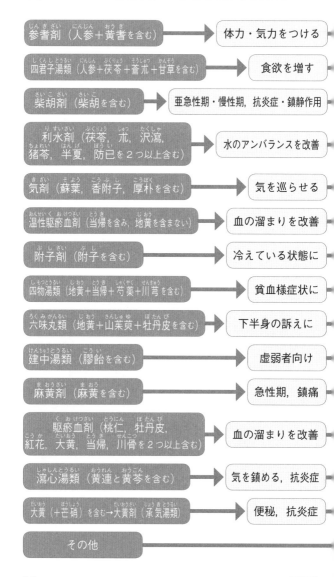

参耆剤（人参＋黄耆を含む） → 体力・気力をつける

四君子湯類（人参＋茯苓＋蒼朮＋甘草を含む） → 食欲を増す

柴胡剤（柴胡を含む） → 亜急性期・慢性期，抗炎症・鎮静作用

利水剤（茯苓，朮，沢瀉，猪苓，半夏，防已を2つ以上含む） → 水のアンバランスを改善

気剤（蘇葉，香附子，厚朴を含む） → 気を巡らせる

温性駆瘀血剤（当帰を含み，地黄を含まない） → 血の溜まりを改善

附子剤（附子を含む） → 冷えている状態に

四物湯類（地黄＋当帰＋芍薬＋川芎を含む） → 貧血様症状に

六味丸類（地黄＋山茱萸＋牡丹皮を含む） → 下半身の訴えに

建中湯類（膠飴を含む） → 虚弱者向け

麻黄剤（麻黄を含む） → 急性期，鎮痛

駆瘀血剤（桃仁，牡丹皮，紅花，大黄，当帰，川骨を2つ以上含む） → 血の溜まりを改善

瀉心湯類（黄連と黄芩を含む） → 気を鎮める，抗炎症

大黄（＋芒硝）を含む→大黄剤（承気湯類） → 便秘，抗炎症

その他

88002-894 JCOPY

補中益気湯㊶，加味帰脾湯(137)，人参養栄湯(108)

六君子湯㊸，四君子湯(75)，十全大補湯㊽

小柴胡湯加桔梗石膏(109)，加味帰脾湯(137)，補中益気湯㊶

五苓散⑰，柴苓湯(114)，真武湯㉚

香蘇散(70)，半夏厚朴湯⑯

当帰芍薬散㉓，加味逍遙散㉔，当帰建中湯(123)

桂枝加朮附湯⑱，八味地黄丸⑦，牛車腎気丸(107)

十全大補湯㊽，四物湯(71)

八味地黄丸⑦，牛車腎気丸(107)

小建中湯(99)，当帰建中湯(123)

麻黄湯㉗，葛根湯①，麻黄附子細辛湯(127)

桂枝茯苓丸㉕，治打撲一方(89)，桃核承気湯(61)

黄連解毒湯⑮，温清飲(57)，半夏瀉心湯⑭

桃核承気湯(61)

芍薬甘草湯(68)

　オンライン診療やオンライン服薬指導も CM される時代になりました．オンライン診療では，患者さんは全国どこからでも診察を受けることができ，より手軽に医療にアクセスできるようになりました．

　オンライン服薬指導は，オンラインで薬剤師から薬の説明を受け，薬は自宅に配送される便利なシステムです．オンライン診療からの流れでイメージしている方が多いですが，2022 年 3 月 31 日付の法改正で，医療機関で直接医師に診察を受けた際も，オンライン服薬指導を利用できるようになりました．医療機関で検査や診察が必要な場合は，患者さんご本人が直接受診する必要がありますが，その後の薬の受け取りにはオンライン服薬指導を利用できます．薬局まで行くのはつらいという方は，今まではご家族などが代理で薬局で薬を受け取っていましたが，オンライン服薬指導を活用すれば，患者さんご本人が薬剤師から説明や確認を受けることができ，より適正に薬が使用できるようになると思います．

　自宅近くの薬局を利用すれば，受付時間によっては当日に薬の受け取りも可能で，薬と一緒に食品や日用品なども一緒に届ける薬局もあり，患者さんは，時間を有効活用することができます．

　2023 年からは処方箋も電子化されて医師と薬局がオンラインでデータを共有，医療のデジタル化に弾みがつきます．

（中山今日子）

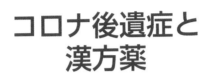

コロナ後遺症と
漢方薬

新見正則

漢方ビギナーの先生へ

フローチャートシリーズとは

　フローチャート漢方薬治療シリーズ第1弾が登場したのは 2011年です．当時の漢方は，しっかりと漢方理論を勉強し，漢方的診察方法を習得してから，漢方薬を処方するという古典的なスタイルが常識でした．しかし，そのような勉強方法では漢方薬を処方するまでに何年も必要で，目の前の困っている患者さんを今すぐに治療することはできません．西洋医学的治療方法があれば西洋医学を優先すればよいのですが，西洋医学的治療では加療できないような訴えがあるので漢方薬を今すぐトライしてみたいのです．

　一方で，漢方薬自体は古典的な煎じ薬から，エキス顆粒の時代になりました．漢方薬は生薬の足し算で，薬効がある生薬を組み合わせることで，治療効果を増し，副作用を減らし，また新しい作用を作り出しています．長い年月の経験から導き出された生薬の足し算の叡智が漢方薬なのです．煎じ薬は経験的に決められた1日の生薬量を水で煮だして，生薬を除いて，成分が滲みだした液体を内服します．古典的な煎じ薬では毎日の服薬に手間がかかり，面倒で，そのうえ携行には不向きです．現代の漢方薬は煎じ薬のエキスを顆粒にしたエキス剤なので，数年間の保存もOK，携行も便利，毎日煮出す必要もありません．漢方薬はエキス剤として手軽に現代風に進化していました．

　そこで，僕は西洋医が気楽に漢方を処方できる方法をモダン・カンポウと称して啓蒙してきました．漢方理論を最初から学ぶ必要はなく，漢方診療は必須としないという立ち位置

88002-894 JCOPY

です．目の前の患者さんにフローチャート的思考方法で漢方薬を処方する作戦です．

このモダン・カンポウ的処方で多くの患者さんが救われることは10年以上にわたる多くの医師の経験から証明されています．多くの読者に支持された結果，その後も本シリーズは領域別に多数の書籍を刊行し続けています．

モダン・カンポウは古典的漢方を否定するものではありません．フローチャートで治せないときに古典的煎じ薬で漢方理論と漢方診療を駆使して加療にあたればよいのです．そんな治療を行う本当の漢方の熟練者も必要です．

漢方薬は保険適用で使用できる

コロナ後遺症に明らかに有効な治療方法は未だに存在しません．そんなときには漢方薬の出番です．西洋医学的治療で限界があるとき，いろいろな対処が候補に挙がるでしょう．しかし最初の選択肢は漢方薬です．なぜなら，日本では148種類の漢方薬が保険適用されています．ですから経済毒性を考慮する必要がありません．西洋医学の治療で保険適用されているものは漢方薬だけだからこそ，漢方がまず選択肢となります．ですから，漢方を直感的に嫌いでも，西洋薬での限界を感じたときには漢方の使用を考慮すべきなのです．漢方薬は副作用が少なく，そして重篤なものはまれです．だからこそ漢方薬はOTCとして薬局でも販売されています．もちろん漢方薬にも副作用はありますので，ある程度の注意は必要です．

コロナ後遺症に明らかに有効な西洋薬がない現状では，経済毒性が軽微で，副作用がまれだからこそ，漢方薬がコロナ後遺症の加療に第一選択となるのです．

筋痛性脳脊髄炎/慢性疲労症候群(ME/CFS)

クラッシュに注意

コロナ後遺症の加療で最も注意すべきことは筋痛性脳脊髄炎/慢性疲労症候群 (ME/CFS) に至らないようにすること，そして治療の最大の課題は ME/CFS 様の症状に対して治療戦略を確立することですが，確実に有効な方法はありません．まず，ME/CFS にはいろいろな診断基準があります．わかりやすいのはカナダ診断基準です．

① 6ヵ月以上持続する Fatigue

② 睡眠障害

③ Post-exertional malaise

Fatigue は疲労と訳されますが，健康時に感じる疲労とは全く異なり，僕は「重力に逆らえない感」とイメージしています．起きているのもつらい，髪の毛が洗えないなどです．Post-exertional malaise は運動後に起こる急激な倦怠感で，クラッシュとも呼ばれます．無理をすると，復活できない日が数日以上続くといったイメージです．日本の保険診療で認められている検査（採血や画像診断など）でも異常は認められません．診断基準がアナログで，保険適用の検査で得られるデジタルな結果では診断が不可能なため「気持ちの持ちようの問題だ」と精神論で片付けられてしまうという不幸なことが度々起こっています．休むことで利益を得られない人が多数罹患している現状を知ると，間違いなく病気であると腑に落ちると思います．新型コロナウイルスに感染後，それも軽症か，または無症状な人でも，そして新型コロナワクチン接種後でも ME/CFS と診断されている人は少なくありませ

88002-894 JCOPY

ん．まず，ME/CFS を病気として理解することが大切です．

脈で体調をチェック

　ME/CFS は感染症で発症したり，悪化することが知られています．ですから，新型コロナウイルスに感染後に ME/CFS 様の症状が生じることは不思議ではありません．新型コロナワクチン接種後にも倦怠感は相当な頻度で起こっています．コロナ後遺症を診る上で大切なことは，ME/CFS という病態への理解です．ME/CFS という病気があるという事実を知った上で患者さんに対応することが肝要です．ME/CFS では明らかに有効な治療方法はまだ存在しません．基本は安静になります．ME/CFS では無理にリハビリなどを行うとクラッシュを起こし悪化します．では，倦怠感を訴える人全員に僕は安静を勧めるかというと実は微妙です．数日であれば安静もよいでしょうが，僕は積極的に身体を動かすことを勧めています．運動の目安は翌朝に倦怠感が悪化していないことです．翌朝に倦怠感が悪化するようであれば，前日の運動負荷は「身体に良くない重いエクササイズ」なのです．自分の身体の調子は自分にしかわかりません．そして，もう1つの目安は脈の回数です．朝起きたとき，布団のなかで脈を測ってもらいます．自分で脈を測ってもよいですし，血圧計で測定すれば脈拍数も自動的に測定できます．前日よりも1分間あたりの脈が10速ければ，前日に身体に悪いことをしています．この方法は僕がトライアスロンを始めてわかったことで，結構当たります．安静が必要な方には安静，リハビリが必要な方にはリハビリを行うのです．

他の疾患を見逃さない

しっかり他疾患をルールアウト

　コロナ後遺症の多くに，そしてもっとも注意が必要な筋痛性脳脊髄炎/慢性疲労症候群（ME/CFS）には西洋医学的な確定診断がありません．正確には保険適用の検査では異常がみつからないということです．コロナ後遺症は，糖尿病（HbA1c）や高血圧，心不全（BNP）などのようにデジタル的な診断はできません．なにか異常値が見つかれば専門家へ依頼できますが，コロナ後遺症では検査結果に異常がないので，臨床的な経験や直感で，専門家に依頼するしかありません．そしてそういった場合の依頼先や相談窓口をあらかじめ持っておくことも実臨床医としては重要です．新見正則医院では「がん，難病・難症」の患者さんが大半です．他の医療機関で満足できない患者さんが受診するので，通常は複数の医療機関ですでに西洋医学的検査は行われています．そこに，僕の経験から漢方を主とした治療を加味します．僕の外来でもコロナ後遺症の患者さんで，やはりさらなる検査や既存の西洋医学的疾患のルールアウトが必要と思ったときは，本書の監修者である髙尾昌樹先生に相談し，髙尾昌樹先生の国立精神・神経医療研究センター病院コロナ後遺症外来に依頼することもあります．

　本書はコロナ後遺症に漢方薬で対応するための書籍ですが，他疾患の存在を常に念頭に置いて，漢方治療を併用することが大切です．また，患者さんの訴えを，気のせいだと決め込むことは特にコロナ後遺症の患者さんでは要注意です．

筋痛性脳脊髄炎/慢性疲労症候群（ME/CFS）は虚証

　漢方用語を基本的に使用しないのがモダン・カンポウの立ち位置ですが，和漢（日本の漢方）でいう虚証と実証は治療の役に立つのでちょっとご説明します．実証は元気ハツラツで，筋肉量が多く力強く，食欲旺盛です．虚証はその反対で元気がなく，筋肉に力がなく，消化機能は不良です．また何事も我慢できるのが実証です．暑いのも寒いのも大丈夫．長時間立っていることもずっと寝ていることも OK．便秘でも下痢でも問題なし．早食いもゆっくり食べるのも OK．睡眠時間が短くても長くても大きな問題はなし．ストレスにも抵抗できて，少々の人間関係の不具合もスルーできます．クヨクヨせず何事にも楽観的に対処可能です．ちょっとした不調は気になりません．疲労も長く続きません．虚証はその逆です．ME/CFS の患者さんのほとんどが和漢でいう虚証なのです．虚証の人をボツボツと実証に近づける漢方薬が補中益気湯 ㊶ や加味帰脾湯 ⑬⑦ などの参耆剤と，また食欲・気力を増す四君子湯 ㊕ や六君子湯 ㊸ です．虚証の人は消化機能が鍛えられていないので通常は問題ない生薬も胃に障ります．また冷やす生薬である石膏や黄連を含む漢方薬の使用はちょっと注意します．一方で温める漢方薬は問題なく使用可能です．また，エフェドリンを含む麻黄で動悸を感じやすかったり，食欲が減退したりしますので，麻黄の長期使用には注意が必要です．虚証を実証にする西洋薬はありません．漢方薬にはそんな体質改善を視野に入れたものが多数ありますので，いろいろと試してみればよいでしょう．

コロナ後遺症チェックシート

① 新型コロナワクチンを接種したことがある
② 新型コロナに感染した（PCR 検査，抗原検査，抗体検査などが陽性）

③ 倦怠感
④ 微熱
⑤ 食欲不振
⑥ 味覚障害
⑦ 嗅覚障害
⑧ うつっぽい（気持ちの落ち込み）
⑨ 咳
⑩ 息苦しい
⑪ 頭痛
⑫ 関節や筋肉の痛み
⑬ 動悸
⑭ 脱毛
⑮ 睡眠障害
⑯ 6 ヵ月以上続く疲れ
⑰ 軽作業後でも回復が長引く（一気に悪化する）

● ①and/or ②に該当し，③〜⑰のどれか 1 つでもあればコロナ後遺症の疑いあり．
● ⑮⑯⑰の 3 つが該当すれば筋痛性脳脊髄炎/慢性疲労症候群（ME/CFS）と診断できる．

①と②に当てはまらなくても，コロナ感染が見逃されている可能性も否定できないため，どんな訴えでもコロナ後遺症の可能性を実は否定できません．（新見正則医院作成）

88002-894 JCOPY

PS（performance status）による
疲労・倦怠の程度

0. 倦怠感がなく平常の生活ができ，制限を受けることなく行動できる．

1. 通常の社会生活ができ，労働も可能であるが，倦怠感を感ずるときがしばしばある．

2. 通常の社会生活ができ，労働も可能であるが，全身倦怠の為，しばしば休息が必要である．

3. 全身倦怠の為，月に数日は社会生活や労働ができず，自宅にて休息が必要である．

4. 全身倦怠の為，週に数日は社会生活や労働ができず，自宅にて休息が必要である．

5. 通常の社会生活や労働は困難である．軽作業は可能であるが，週のうち数日は自宅にて休息が必要である．

6. 調子のよい日は軽作業は可能であるが，週のうち 50％以上は自宅にて休息している．

7. 身の回りのことはでき，介助も不要ではあるが，通常の社会生活や軽作業は不可能である．

8. 身の回りのある程度のことはできるが，しばしば介助がいり，日中の 50％以上は就床している．

9. 身の回りのことはできず，常に介助がいり，終日就床を必要としている．

PS 0：ほぼ健常，PS 9：もっとも悪い状態．PS 7 以上での通院は困難となるため，遠隔診療などが適切となる．

〔研究代表者 倉恒 弘彦：厚生労働科学研究費補助金（障害者対策総合研究事業）（神経・筋疾患分野）（分担）研究年度終了報告書．慢性疲労症候群（CFS）診断基準（平成 25 年 3 月改訂））

COVID-19 では罹患後症状（いわゆる後遺症）として，全身症状（倦怠感，関節痛・筋肉痛），呼吸器症状（咳嗽，息切れ，胸痛），精神・神経症状（ブレインフォグといわれている記憶障害，集中力低下，頭痛，不眠，抑うつ），消化器症状（下痢，腹痛），その他（嗅覚障害，味覚障害）など，多岐にわたる症状が報告されています．これは，COVID-19 特有のものではなく，これまでも風邪の罹患後にそのような症状を訴える患者さんが一定数おられました．また，ワクチン接種後にも同様の症状を訴える方がおられます．対応は対症療法が中心となり，漢方治療も有用ですが，それでもスッキリしない場合には鍼灸治療もお勧めです．ブレインフォグ（眼を閉じると瞼の裏にある映像が浮かんで眼を閉じられない，めまいがして眠れない）の患者さんに対して，百会に施術したところ，直後に瞼の裏の映像が消えて，頭の靄が取れたと大変感謝されたことがあります．鍼灸の面白いところは漢方薬よりも速効性があり，効き目がわかりやすいところです．現在，罹患後症状に苦しんでおられる患者さんが増えてきています．是非，鍼灸治療もお役立ていただければよいと思います．ご自身で施術する必要はありませんので，鍼灸師さんにご相談ください．鍼灸のコツは1ヵ所だけではなく，複数ヵ所，施術し，豪鍼だけではなく，数日間，円皮鍼（パイオネックス®など）を留置することです．なお，救急での万能のツボは『フローチャート救急漢方薬』をご参照下さい．

後遺症にお勧めのツボ（WHO の経穴番号）

倦怠感	百会（GV20），合谷（LI4），足三里（ST36），湧泉（KI1）
不安感	百会（GV20），風池（GB20），合谷（LI4），内関（PC6），三陰交（SP6）
関節痛・筋肉痛	百会（GV20），肩井（GB21），手三里（LI10），曲池（LI11），合谷（LI4），三陰交（SP6）
腰痛	腎兪（BL23），次髎（BL32），委中（BL40）
咳嗽，息切れ	百会（GV20），天突（CV22），中府（LU1），尺沢（LU5）
頭痛，不眠	百会（GV20），天柱（BL10），風池（GB20），合谷（LI4）
嗅覚障害	顖会（GV22），印堂（ツボ押しのみ），迎香（LI20），合谷（LI4）
味覚障害	合谷（LI4），足三里（ST36）
自汗（盗汗）	百会（GV20），風池（GB20），内関（PC6）
嘔気，食欲不振	内関（PC6），中脘（CV12），足三里（ST36）

（中永士師明）

患者さんにぜひ伝えたいこと

　コロナ後遺症チェックシートでご自身の状態をチェックしてください．これほどまでに新型コロナウイルス感染症が蔓延し，新型コロナワクチンの接種が世界規模で進むと，ある症状や訴えが新型コロナウイルス関連の症状ではないと否定すること自体が困難です．不顕性感染やすでに抗体価が落ちた感染後では新型コロナウイルス感染を確定できません．そして新型コロナが流行する前の時代にはなかった症状や訴えが急増しています．

　患者さんへの一番大切なメッセージは，長期にわたるコロナ後遺症で死亡した報告はほぼゼロということです．ごくまれに精神的に追い詰められて自死されたケースがあります．つまり新型コロナ感染の急性期を乗り越えれば，死ぬことはないと思ってください．そしていろいろな治療方法にトライしましょう．希望を持って生き抜いてください．今はつらいことがあるでしょうが，多くは時間経過が解決します．体質改善が必要です．そのためにまず保険適用の治療法を試しましょう．漢方薬やBスポット療法（EAT）が保険適用で使用できます．そして金銭的負担が少ないことはどんどんと行いましょう．費用が安価なサプリメントや食事療法です．金銭的負担が多いものにはエビデンスを求めて下さい．1,000例規模の大規模臨床試験の結果です．サイエンスは進歩し，たくさんの知見が集まっています．つらくても慌てずに希望を持って下さい．いろいろな訴えを自分事として共感してくれる主治医を持ちましょう．

88002-894 JCOPY

どんな後遺症にも迷わず処方

新見正則

加味帰脾湯 ⟨137⟩
かみきひとう

コロナ後遺症のどんな訴えにも加味帰脾湯⟨137⟩を処方して問題あり
かみきひとう
ません．まずこれを処方してその後，適宜変更・追加すればいい
のです．

☀ 漢方は生薬の足し算の叡智

　漢方薬は生薬の足し算の叡智です．足し算しかできなかった時
代の知恵です．生薬の足し算で効果を増し，副作用を減らし，また
新しい作用を作り出しています．漢方薬には多数の成分が含まれ
ています．引き算ができるようになったのは1804年でアヘンの主
成分を分離精製できるようになり，それをモルヒネと命名した時
です．西洋医学は引き算の叡智で，多くの西洋薬は単一成分です．

モダン・カンポウ的処方で治らないとき

　モダン・カンポウの考え方は，保険適用漢方薬（エキス剤）を利用して，漢方理論や漢方診療を必須とせず，フローチャート的に処方するということです．そして効かないときは，順次漢方薬を変更して対応します．漢方薬にもまれに副作用はありますが，保険適用漢方薬と同じものがOTCでも販売されていますので気軽に処方して問題ありません．ですから，明日から西洋医が保険適用漢方薬を使用可能なのです．エキス剤とは煎じ薬の漢方薬を煮詰めて，そしてエキスを作り，それを賦形剤（乳糖など）に吹き付けて顆粒としたものです．丸剤や散剤は，煎じ薬にしてエキスを作ります．エキスは長期間の保存が可能で，携行するにもたいへん便利です．しかし，ある生薬を加えたり除いたり，また生薬量を増やしたり減らしたりは基本的にできません．例外的に附子や人参（にんじん）などの生薬エキスの追加は可能です．なお，保険適用漢方薬で唯一の例外はウチダ和漢薬の八味丸Mで，これは八味地黄丸（はちみじおうがん）❼の丸剤（通常は煎じ薬のエキス剤）が保険適用医薬品となっています．しかし，そんなモダン・カンポウ的対応でも治らないときは以下を努めましょう．

　① 自分で漢方理論を習得し，漢方診療を極める．
　② 煎じ薬を使用し，細かな生薬の調整を工夫する．
　③ エキスでは使用できない生薬を利用する．

　このような場合は，漢方に興味をもった西洋医がすぐに対応することは不可能でしょうから，まずモダン・カンポウ的処方選択で治せる症状を治して，治らないときは漢方を専門としている施設を紹介しましょう．

いまこそ，漢方専門医の出番！
フローチャートで治せないときにこそ

　明らかな臨床的エビデンスがない，つまり正解がない領域には，納得解の最良の手段である漢方薬も選択肢に加えようということが本書のメッセージです．納得解である以上，コロナ後遺症の症状や訴えが治らないとき，改善しないときもあります．そんなときは順次漢方薬を変えていけばよいのです．通常，僕は4週間で治らないときには漢方薬を変えていますが，コロナ後遺症では同じ漢方薬で数ヵ月粘ることもあります．

　漢方薬は副作用も少なく，保険適用なので費用の負担も軽微です．ですから，まず気軽にトライすればいいのです．トライするには漢方理論は不要で，漢方的診察も必須ではありません．そんな立ち位置をモダン・カンポウと称して啓蒙してきました．そしてフローチャート的思考でいくつもの書籍が出版されています．そもそもフローチャートを作った理由は，漢方理論をしっかり理解した上で，そして漢方的診療を駆使して導き出された処方とのランダム化臨床試験を行いたかったのです．ところが，フローチャートを創り上げてみると，モダン・カンポウ的思考で導き出された処方が，漢方診療を加えることで変わる確率が僕の場合は約1割でした．漢方専門医と自負する先生方は，コロナ後遺症で本書にあるモダン・カンポウ的処方選択を行っても軽快しない患者さんを治してこそ，その真価が認められると思っています．僕はその漢方熟練者の一人として頑張ります．

（新見正則）

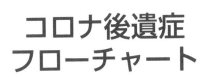

コロナ後遺症
フローチャート

新見正則

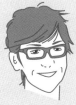

和田健太朗

発症防止・濃厚接触者

元気な方

気持ちが滅入っている方

参耆剤が主役

補中益気湯㊶は参耆剤の王様です．保険適用漢方薬には10種類の参耆剤があります．補中益気湯㊶，十全大補湯㊽，人参養栄湯(108)，加味帰脾湯(137)，帰脾湯(65)，半夏白朮天麻湯㊲，大防風湯(97)，当帰湯(102)，清心蓮子飲(111)，清暑益気湯(136)です．患者さんの元気を維持したいとき，元気をつけたいときにはこの中から1つを選んで気長に内服してもらいます．

新見正則

>>> 補中益気湯 ㊶

補中益気湯㊶は人参と黄耆を含む「参耆剤」で，元気づけ，元気を維持する漢方薬です．

>>> 加味帰脾湯 ㊲

加味帰脾湯㊲も参耆剤です．こちらは心が疲れているときに使用します．補中益気湯㊶も加味帰脾湯㊲も柴胡を含むことに発症防止の意味があると思っています．

☀ 新型インフルエンザでの臨床試験

「BMJ hochuekkito」と検索すると，2009 年の新型インフルエンザウイルス発生時に僕が行った臨床研究が見つかります．補中益気湯㊶の内服群は 179 人中 1 人だけが新型インフルエンザ感染し，非内服群は 179 人中 7 人が感染しました．感染症の防止に補中益気湯㊶は有効であるという経験知を証明したものです（ランダム化試験ではありません）．

ワクチン接種時

接種部の腫れ・疼痛軽減

発熱時間を短縮

☀ 駆瘀血剤

　保険適用漢方薬では川骨は治打撲一方❽にのみ含まれてい
ます．大黄と川骨を含むため瘀血（古血の溜まり）を排除す
る効果があります（駆瘀血剤）．桃仁，牡丹皮，紅花，大黄，
当帰，川骨などが駆瘀血の作用を有する生薬です．ですから
治打撲一方❽がないときは，桂枝茯苓丸㉕や桃核承気湯㉛で
も代用可能ですが，経験的に治打撲一方❽がイチオシです．

新見正則

 治打撲一方 ⑧⑨

治打撲一方⑧⑨は桂皮, 川芎, 川骨, 甘草, 大黄, 丁子, 樸樕の 7 つの生薬で構成される漢方薬です. 大黄で下痢することがあります.

 麻黄附子細辛湯 ⑫⑦

麻黄附子細辛湯⑫⑦は字の如く, 麻黄と附子と細辛の 3 つの生薬で構成される漢方薬です. 麻黄と附子は特に痛みに有効な生薬です.

☀ 麻黄と附子を含む漢方薬

鎮痛作用を有する生薬である麻黄と附子をともに含む保険適用漢方薬は麻黄附子細辛湯⑫⑦のみです. 麻黄附子細辛湯⑫⑦は急性発熱性疾患の初期には葛根湯❶や麻黄湯㉗などの麻黄を含む薬剤と並んで使用されます. 麻黄を含む薬剤は感染時にはむしろ熱を上げて免疫力を高めると思っています. しかし発汗を誘導するので発熱の時間は短縮されます.

感染したら

ファーストチョイス

すでに発汗していれば

症状が落ち着いたら

☀ 発汗作戦が定石

　麻黄湯❷は麻黄，杏仁，甘草，経皮の４つの生薬から構成される漢方薬です．漢方薬で急性感染症の初期治療を行うときの定石は，汗が出ていないときに内服を開始し，発汗を誘導して解熱させることです．どうしても発汗しないときは石膏を含む麻黄剤である越婢加朮湯❷を加えます．石膏を含む麻杏甘石湯❺でも代用可能です．

新見正則

基本

>>> 麻黄湯 ㉗ （＋越婢加朮湯 ㉘）

麻黄湯㉗だけでは発熱しても発汗しないとき，冷ます生薬を含む越婢加朮湯㉘を加えます．麻黄の量が相当増えますが数回の投与なら問題ありません．

>>> 葛根湯 ❶
＋小柴胡湯加桔梗石膏 ⑩

麻黄を含む葛根湯❶と柴胡を含む小柴胡湯加桔梗石膏⑩を併用します．新型コロナウイルス感染症ではのどに痛みの訴えが多く，桔梗と石膏などの生薬が好まれます．

>>> 補中益気湯 ㊶

感染後にのどの痛みもとれて，小柴胡湯加桔梗石膏⑩を必要としなくなったら，柴胡を含む参耆剤である補中益気湯㊶に変更します．闘病の疲れに有効です．

☀ 柴胡剤にバトンタッチ

　発汗後には麻黄剤（麻黄湯㉗，葛根湯❶，麻黄附子細辛湯⑰など）の継続投与でも対応可能ですが，可能であれば柴胡を含んだ漢方薬にバトンタッチします．通常の風邪では柴胡桂枝湯❿がオススメです．新型コロナでは葛根湯❶を継続し，そこに柴胡剤で，桔梗と石膏を含む小柴胡湯加桔梗石膏⑩を足します．麻黄は高齢者では血圧の上昇などを招きます．

後遺症防止に

元気な方

うつうつ気分がある方

☀ 亜急性期には柴胡

柴胡は急性期（太陽病期）を過ぎた亜急性期（少陽病期）以降の病態の治療に重要な生薬です．柴胡の作用を増強する生薬が黄芩ですが，漢方薬名に「柴」という字が入っていると柴胡と黄芩が含まれています．例外は乙字湯❸です．症状が強く残っているときには，柴胡に加えて黄芩も含む小柴胡湯加桔梗石膏⓪が補中益気湯㊶よりもベターでしょう．

88002-894 JCOPY

新見正則

>>> **麦門冬湯 ㉙ ＋補中益気湯 ㊶**

麦門冬湯㉙は麦門冬，半夏，大棗，甘草，人参，梗米の6つの生薬で構成される漢方薬で，身体に潤いを加える滋潤剤です．咳が出やすくなります．

>>> **加味帰脾湯 ㊴**

加味帰脾湯㊴は参考剤の「心の疲れ」バージョンで，帰脾湯㊸に柴胡と山梔子を加えたものです．後遺症防止には柴胡を含む漢方薬を選ぶことが大切です．

☀ 今は生薬フアイアを飲んでます

感染症の予防や後遺症の防止に免疫力を鍛えるイメージで補中益気湯㊶を僕も家族も飲んでいましたが，補中益気湯㊶には1,000例規模のランダム化された大規模臨床試験はありません．今はフアイア（124ページ参照）を内服しています．フアイアは，がんの延命をエンドポイントに1,000例規模のランダム化された大規模臨床試験を勝ち抜きました．

51

長引く微熱に

微熱のみ

のども痛い

疲労感

心も病んでいる

☀ 柴胡と黄芩

微熱には柴胡含有漢方薬がファーストチョイスです。柴胡桂枝湯⑩や小柴胡湯加桔梗石膏⑩には柴胡と黄芩が含まれますが、黄芩で柴胡の作用を増強しています。補中益気湯㊶や加味帰脾湯⑱には黄芩はなく柴胡のみです。柴胡は鎮静作用、消炎作用、静菌作用などがあるとされ、抗生物質が登場するまでは、柴胡含有漢方薬で感染症に対応していました。

柴胡桂枝湯 (10)

柴胡桂枝湯(10)は7つの生薬からなる小柴胡湯(9)と5つの生薬からなる桂枝湯(45)を合わせたもので，重複する生薬が3つあるので9つの生薬からなる漢方薬です．

葛根湯 (1)
＋小柴胡湯加桔梗石膏 (109)

葛根湯(1)は7つの生薬，小柴胡湯加桔梗石膏(109)は9個の生薬からなる漢方薬で，大棗と生姜が共通の生薬です．麻黄と柴胡を含みます．

補中益気湯 (41)

柴胡を含む参耆剤です．10種類の参耆剤を覚えるのが面倒なときは，ひとまずすべて補中益気湯(41)で対応できます．

加味帰脾湯 (137)

柴胡を含む参耆剤です．参耆剤の「心が疲れたとき」バージョンです．

柴胡と麻黄

麻黄は鎮痛用または急性期に使用する代表的生薬で，柴胡は亜急性期に使用する代表的生薬です．柴胡と麻黄を両方含む漢方薬はまれで，そんな例外的な存在が神秘湯(85)です．そしてこれも保険適用漢方薬です．同じく葛根湯(1)＋小柴胡湯加桔梗石膏(109)を合わせて飲むと麻黄と柴胡を含有するOTCの柴葛解肌湯（コタロー）という漢方薬に近くなります．

疲労感・倦怠感

気力がない

体力低下

心も疲れている

☀ 参耆剤 10 種を覚えましょう

　人参と黄耆を含む参耆剤の 10 種類はすべて覚えましょう．補中益気湯❹は王様，十全大補湯❹は栄養失調バージョン，人参養栄湯⑩はフレイルに，加味帰脾湯⑱と帰脾湯⑮は心の参耆剤，半夏白朮天麻湯❸はめまい，大防風湯⑰はリウマチ，当帰湯⑩は胸の痛みに，清心蓮子飲⑪は泌尿器，そして清暑益気湯⑱は夏バテ用です．

補中益気湯 41

補中益気湯41は黄耆, 蒼朮, 人参, 当帰, 柴胡, 大棗, 陳皮, 甘草, 升麻, 生姜の 10 種類の生薬から構成される漢方薬です. 気力のアップには人参と黄耆が特に大切です.

人参養栄湯 108

人参養栄湯108は地黄, 当帰, 白朮, 茯苓, 人参, 桂皮, 遠志, 芍薬, 陳皮, 黄耆, 甘草, 五味子の 12 種類の生薬からなる漢方薬です. フレイルバージョンの参耆剤です.

加味帰脾湯 137

加味帰脾湯137は黄耆, 柴胡, 酸棗仁, 蒼朮, 人参, 茯苓, 遠志, 山梔子, 大棗, 当帰, 甘草, 生姜, 木香, 竜眼肉の 14 種類の生薬で構成される漢方薬です.

☀ どんな疲労にも参耆剤を気長に

コロナ後遺症での訴えで疲労感と倦怠感は頻出です. 「疲労感」という言葉は守備範囲が広すぎて患者さんの訴えを正確には反映しません. ちょっとした疲れからベッドから何時間も起き上がれない疲れまで様々です. どんな訴えにも参耆剤で対応できます. 体質改善のイメージがあるので, 数ヵ月から 1 年以上の内服をしっかりと, または上手に勧めます.

頭痛

ファーストチョイス

セカンドチョイス

中高年の方には

☀ 頭痛の漢方はいろいろ

頭痛に有効な漢方薬は多数あります．NSAIDs のように使いすぎて問題となることもありません．患者さんと有効な漢方薬を探していけば解決の道が開けます．片頭痛に呉茱萸湯❸を処方すると，トリプタン製剤の使用頻度が減少します．釣藤散❹は中高年の方の頭痛には有効なことが多いですが，冷やす漢方薬です．一方で呉茱萸湯❸は温める漢方薬です．

新見正則

呉茱萸湯 ㉛

呉茱萸湯㉛は大棗，呉茱萸，人参，生姜の4つの生薬からなる漢方薬です．大棗と生姜は昔の家庭には調味料として常備してあったそうです．呉茱萸には温める作用もあります．

五苓散 ⑰

五苓散⑰は沢瀉，蒼朮，猪苓，茯苓，桂皮の5つの生薬からなる漢方薬です．桂皮はシナモンで気持ちを整えます．それ以外はすべて水のアンバランスを是正する生薬です．

釣藤散 ㊼

釣藤散㊼の構成生薬は石膏，釣藤鈎，陳皮，麦門冬，半夏，茯苓，菊花，人参，防風，甘草，生姜の11種類です．石膏は体を冷やす作用があります．

五苓散⑰の不思議

　五苓散⑰は水のアンバランスを是正する漢方薬の代表で，利水剤とも呼ばれます．西洋薬の利尿剤は水のバランスが良好な状態でも，脱水の状態でも，利尿作用を発揮します．一方で五苓散⑰は水が多いときには利尿作用を示しますが，脱水状態では利尿作用を示しません．水のバランスを中庸に保つ薬で，双方向に働くのです．魔法のような薬です．

睡眠障害

疲労感

気持ちが昂る

心が折れた

☀ 耐性や依存性はありません

コロナ後遺症で睡眠障害を訴える方がいます．ベンゾジア
ゼピン受容体作動薬などの従来型の睡眠薬や安定剤の使用は
精神科の専門医にお任せした方が良いですが，漢方薬は患者
さんと相談しながら，睡眠障害の改善に役に立つものを探せば
いいのです．ベンゾジアゼピン受容体作動薬の減量や廃薬に
役立つことがあります．漢方薬には耐性や依存性はありません．

酸棗仁湯 103

酸棗仁湯⑩は酸棗仁, 茯苓, 川芎, 知母, 甘草の5つの生薬からなる漢方薬です. 酸棗仁は帰脾湯⑮と加味帰脾湯⑰にも含まれています.

抑肝散加陳皮半夏 83

抑肝散加陳皮半夏㊷は半夏, 蒼朮, 茯苓, 川芎, 釣藤鈎, 陳皮, 当帰, 柴胡, 甘草の9つの生薬で構成される漢方薬です. 抑肝散⑭に陳皮と半夏を加えたものです.

加味帰脾湯 137

帰脾湯⑮の白朮を蒼朮に変えて, 柴胡と山梔子を加えたものが加味帰脾湯⑰です. 蒼朮は利水作用が強く, 白朮は利水作用に加えて元気を出す作用があります.

☀ 双方向に効く

　酸棗仁湯⑩はコロナ後遺症の方では通常よりも有効と感じています. 疲れ果てて眠れないときも, 朝起きられずに困るという訴えにも効きます. 睡眠時間を適切な長さに調節するイメージです. 漢方らしく両方向に効く, 中庸に保つと理解してもよいでしょう. 健康なときに内服してもまったく問題ありません. 毎食前でも, 就寝前でも効きます.

記憶力低下・思考力低下

> ウツウツ気分

> 加味帰脾湯 ⑬ が
> 胃に障る

> 筋力低下

☀ 物忘れには遠志

遠志は物忘れに有効とされていて，生薬遠志は OTC で第3類医薬品として販売されています．その遠志は保険適用漢方薬では加味帰脾湯⑬，帰脾湯㊿，人参養栄湯⑱の3つに含まれています．記憶障害にどこまで有効かは実は明らかではありません．しかし，ほかに打つ手がないとき，副作用もまれなので，漢方薬は実臨床の潤滑油として重宝します．

加味帰脾湯 ⑬⑦

加味帰脾湯⑬⑦は四君子湯⑦⑤の君薬（人参，茯苓，蒼朮，甘草）を含有しています．そして参耆剤で，かつ遠志を含む漢方薬です．

帰脾湯 ㊬

加味帰脾湯⑬⑦から柴胡と山梔子を抜いて，蒼朮を白朮に入れ替えたものです．柴胡や山梔子，蒼朮があると胃に障ることがあるのです．遠志が含まれています．

人参養栄湯 ⑩⑧

人参養栄湯⑩⑧に使われているのは蒼朮でなく白朮です．参耆剤で，かつ遠志が含まれています．

☀ ブレインフォグ

ブレインフォグ（Brain Fog）とは「頭にモヤがかかったようにぼんやりとして，記憶障害や集中力の低下」する状態です．原因は不明で免疫のアンバランスとも言われています．いわゆる健康力を上げる方法（規則正しい生活，十分な睡眠と休養，ストレスの軽減，バランスのよい食事など）が推奨されますが，未だに正解はありません．試行錯誤の状態です．

食欲不振

ファーストチョイス

六君子湯 43 が
胃に障る

☀ 陳皮と半夏

六君子湯43から陳皮と半夏を抜いた四君子湯75がより華奢な方向けになります．ですから六君子湯43が飲めない人も，四君子湯75は飲めることが多いのです．一方で抑肝散54に陳皮と半夏を加えたものが抑肝散加陳皮半夏83ですが，こちらは陳皮と半夏を加えた方が華奢向けです．同じ生薬を加えて作用が逆になるのも漢方らしい面白い現象です．

88002-894 JCOPY

新見正則

⟫ 六君子湯 ㊸
りっくんしとう

六君子湯㊸は，蒼朮，人参，半夏，茯苓，大棗，陳皮，甘草，生姜の 8 つの構成生薬からなる漢方薬です．気力の低下（気虚）や食欲不振に有効です．

⟫ 四君子湯 ㊂
しくんしとう

四君子湯㊂の君薬は，蒼朮，人参，茯苓，甘草で，それらに陳皮と半夏を加えたものが六君子湯㊸の君薬です。

☀ 君臣佐使
くんしんさし

　君薬とは中心となる重要生薬，臣薬は君薬の作用を増強するもの，佐薬は君薬や臣薬の効果を調節するもの，使薬は補助的な役割です．古典では君臣佐使とされますが実は僕には疑問です．煎じ薬で患者さんに了解を得て，君薬を抜いても同様に有効であったことを多々経験しています．自分で確かめることが何より大切です．

うつっぽい

ファーストチョイス

気持ちが昂ぶったら

☀ 漢方の病名

　漢方は現代医学が発展する前の知恵の集積です．現代医学的な確定診断がない時代の知恵ですから，病名はすべて，○○の様な病態，○○もどき，○○みたいで OK です．有効な打率がちょっと低いこともありますが，逆にいろいろな訴えに応用して使用可能です．一剤での打率の低さは，処方できる漢方薬の多さや有効性の幅広さでカバーするのです．

新見正則

加味帰脾湯 ⒀

精神科や心療内科ではすべての患者さんにまず処方してみればよい漢方薬と思っています．それぐらい幅広く有効です．

抑肝散加陳皮半夏 ⒀

抑肝散❺に陳皮と半夏を加えて，抑肝散❺よりも華奢向けにした漢方薬です．体力の低下したコロナ後遺症にはまずこちらを処方します．詳しくは『フローチャートメンタル漢方薬』をご参照下さい．

☀ 3秒ルールへのお誘い

抑肝散❺（蒼朮，茯苓，川芎，当帰，釣藤鈎，柴胡，甘草）から，釣藤鈎，柴胡，甘草を抜いて，芍薬，沢瀉を加えたものが当帰芍薬散㉓です．4つの共通生薬がありますが，抑肝散❺はかんしゃくを鎮めるイメージの薬剤で，当帰芍薬散㉓は女性の訴えに頻用されます．生薬レベルから漢方を俯瞰すると本当に面白いですよ．

咳・痰

渇いた咳

湿った咳

虚弱者で倦怠感も
強いとき

☀ 体力の低下にあわせて処方しよう

　麦門冬湯㉙は潤いをつける作用があるので，痰の切れをよくするとともに，空咳の回数を減らします．同様に，咳に対して処方される機会の多い麻杏甘石湯㊶は「麻黄」を含むため，体力が低下することの多いコロナ後遺症では，麻黄を含まない麦門冬湯㉙がファーストチョイスとなります．

88002-894 JCOPY

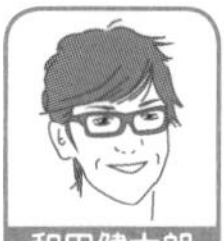

和田健太朗

麦門冬湯㉙＋柴胡桂枝湯⑩ or 麻杏甘石湯(55)

急性期の激しい咳嗽に対しては麻杏甘石湯(55)がよく用いられますが，体力の有無を問わず広く使用可能な麦門冬湯㉙がファーストチョイスです．

滋陰降火湯(93)＋竹筎温胆湯(91) or 清肺湯(90)

咳を鎮める作用をもつ滋陰降火湯(93)と，気道の炎症の改善作用をもつ竹筎温胆湯(91)を併用します．長期化すれば清肺湯(90)に変更します．

人参養栄湯(108)

フレイル呼吸器疾患の漢方薬（参耆剤）の代表です．即効性はないので気長に処方します．

アジア各国のガイドラインに採用

清肺湯(90)は，中国・台湾・韓国の「新型コロナウイルス感染症治療ガイドライン」に記載され，日本感染症学会の特別寄稿文でも紹介されています．人参と黄耆を含む参耆剤である人参養栄湯(108)も，呼吸器症状のある虚弱で倦怠感の強い患者さんに長期使用することが多い薬剤です．さらに経過が長びくときは，柴胡剤（柴胡桂枝湯⑩など）を併用します．

息苦しい・呼吸困難

ファーストチョイス

長引いたら

回復後の経過について

新型コロナウイルス感染症の回復後も易疲労感，息苦しさや呼吸困難の持続が多くみられます．画像検査による肺炎，生理機能，血液検査などによる心筋炎，心膜炎，血栓塞栓症などの精査が必要です．必要に応じて薬物療法に加えて酸素吸入や人工呼吸器管理を行いますが，発症後数ヵ月経過しても息苦しさや呼吸困難の訴えが高頻度にみられます．

88002-894 JCOPY

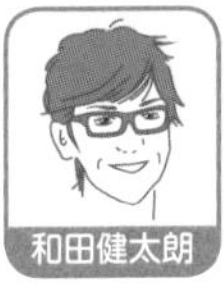

和田健太朗

>>>

半夏厚朴湯 ⑯
はんげこうぼくとう

胸部症状を咽中炙臠（のどの違和感）が強くなったものと捉えて，半夏厚朴湯⑯により呼吸苦の緩和をめざします．

>>>

柴朴湯 ⑨
さいぼくとう

半夏厚朴湯⑯に炎症を改善する柴胡剤（小柴胡湯⑨）をプラスした漢方薬です．

☀ 呼吸困難の漢方薬の併用方法

柴朴湯⑨は小柴胡湯⑨と半夏厚朴湯⑯の構成生薬を含んでおり，呼吸器の炎症に加えて胸のつかえ，呼吸困難，咳嗽などの症状を伴うものに用いられます．呼吸困難の際に用いる漢方薬には，半夏厚朴湯⑯＋柴朴湯⑨のほかに麻杏甘石湯�555＋五虎湯㊙があります．麻杏甘石湯�555＋五虎湯㊙には鎮痛作用もあるため，胸痛も伴うケースでは効果を期待できます．

味覚障害

ファーストチョイス

セカンドチョイス

口に苦みがあり，
微熱が続く

☀ 味覚障害への対応

　味覚障害は，完治に数ヵ月以上要することもあり，食欲低
下からフレイルなどにつながるリスクもあります．味覚障害
には，口の中が苦くなる，乾燥する，味がわからないなど
様々な症状があり，視床下部（味覚中枢）の障害が原因と考
えられています．早期からの介入が重要で，亜鉛欠乏を認め
れば亜鉛製剤も投与します．

88002-894 JCOPY

和田健太朗

>>>
麦門冬湯 ㉙

乾燥を伴う味覚障害であれば，麦門冬湯㉙がオススメ
です．

>>>
香蘇散 ㉗⓪

即効性は期待できませんが，2～3ヵ月間気長に服用し
てもらいます．

>>>
小柴胡湯加桔梗石膏 ⑩⑨

咽頭痛をはじめ身体の熱感や痛みなど，炎症が続いて
いるような場合には効果的です．

☀ 味覚障害を漢方的に対応すると…

　漢方では味覚障害は，身体に余分な熱がこもることや，水
分のアンバランスによって起こると考えます．漢方では舌は
「内臓の鏡」といわれ，舌の状態を診て全身状態を判断するこ
とも可能です．口腔内の乾燥症状が原因の味覚障害に対して
は，滋潤作用のある麦門冬湯㉙が効果的で，第一選択となり
ます．

嗅覚障害

ファーストチョイス

呼吸器症状が残る

貧血を伴う

嗅覚障害への対応

脳の嗅球に存在している神経成長因子（NGF）の作用を亢進させることで，嗅覚障害の改善作用があると考えられています．生薬のなかに，神経突起進展作用，NGF 産生を進める作用，神経保護作用を持つものが数多く知られています．特に当帰芍薬散㉓，人参養栄湯108，加味帰脾湯137などはその成分を多く含みます．

88002-894 JCOPY

和田健太朗

当帰芍薬散 ㉓

漢方では，嗅覚障害を鼻水や鼻粘膜の腫れ（水分のアンバランス，水毒と呼ばれます）が原因と考え，この漢方薬で症状の緩和を図ります．

人参養栄湯 ⑩⑧

コロナ後遺症の有無に関係なく，咳嗽や神経症傾向なども認めるフレイル傾向の方に．

加味帰脾湯 ⑬⑦

不眠やうつ傾向があり，気力・体力も落ちている方に．

☀ 西洋医学的な治療法は存在しない？

　ただし，漢方薬は直接的に神経を再生させるものではないため，効果を認めるまで半年程度かかることもあり，しばらく継続する必要があります．嗅覚障害のすべてに効果があるわけではなく，6割程度とされており，嗅覚障害が出現してからの期間の短い方が，回復までの期間も早いといわれています．現時点では，漢方薬治療を試すのが良いでしょう．

咽頭痛

のどの痛み

のど以外にも症状あり

☀ 桔梗湯⑬の飲ませ方

　咽頭痛症状に対しては，桔梗湯⑬や小柴胡湯加桔梗石膏⑩が有効です．OTC 薬では，桔梗湯⑬をベースにしたトローチがあります．嚥下痛の症例では，口腔内でトローチを溶解し，少しずつ患部と接触させることで痛みを軽減できます．桔梗湯⑬はあらかじめお湯で溶かし，冷蔵庫で冷やしたものをゆっくりと飲ませる方法がオススメです．

和田健太朗

桔梗湯 ⑬
き きょうとう

喀痰の排泄作用，咽頭痛の軽減作用があり，咽頭痛の
ファーストチョイスです．

小柴胡湯加桔梗石膏 ⑩
しょうさい こ とう か き きょうせっこう

咽頭だけでなく気道や消化器など広範囲に炎症が及ぶ
ようなときに効果的です．

☀ ひとことメモ

下気道症状が強いときは，SpO_2 測定，血液検査，胸部 CT
などの画像検査なども行います．軽症〜中等症Ⅰの症例に対
する漢方薬治療として，急性期では麻杏甘石湯⑤や五虎湯⑨
を用います．症状が発熱，上気道〜下気道，消化器など複数
に及ぶ際は，小柴胡湯加桔梗石膏⑩も有効です．

のどの違和感

ファーストチョイス

セカンドチョイス

サードチョイス

☀ 咽中炙臠とは

　西洋医学的には咽頭・喉頭・食道に異常がないにもかかわらず，のどに何か詰まった感じがするという訴えは，日常診療でしばしば遭遇します．漢方医学的には咽中炙臠（のどの奥に炙った肉が引っかかったような異物感）があると表現しました．日本では梅の種がのどに引っかかったような感じということで，梅核気ともよばれました．

88002-894 JCOPY

和田健太朗

>>> **半夏厚朴湯** ⑯
（はんげこうぼくとう）

咽頭・喉頭・食道に異常がないにもかかわらず，のどに何か詰まった感じがすると訴えるときに用います．

>>> **苓桂朮甘湯** ㊴
（りょうけいじゅつかんとう）

半夏厚朴湯⑯が無効なときには，苓桂朮甘湯㊴を試してみましょう．メンタル的な要素の関与も疑われる場合によく用いられます．

>>> **加味帰脾湯** ⑬⑦
（かみきひとう）

背景にうつうつ気分も隠れているような場合に．

☀ 視点を変えたアプローチ

半夏厚朴湯⑯が効かないときは，めまいに対してよく用いられる苓桂朮甘湯㊴を試してみましょう．このような患者さんでは，精神的な問題が背景に隠れていることも多いので，参耆剤（人参・黄耆を含む）である加味帰脾湯⑬⑦が有効なこともあります．コロナ後遺症の場合でも同様です．

鼻水

ファーストチョイス

虚弱

　小青竜湯⑲は四肢が冷えやすく，むくみやすくて水様性鼻汁を認めるコロナ後遺症に対する第一選択薬です．鼻閉感が強いケースでは，葛根湯加川芎辛夷❷がオススメです．血圧が高めで胃腸虚弱，全体に華奢な場合は，麻黄を含まない苓甘姜味辛夏仁湯⑲を用います．

和田健太朗

小青竜湯 ⑲

一般的な水様性鼻汁に対する第一選択です．小青竜湯
⑲は半夏，乾姜，甘草，桂皮，五味子，細辛，芍薬，
麻黄の8つが含まれます．

苓甘姜味辛夏仁湯 ⑪⑲

小青竜湯⑲の虚弱な方向けバージョンです．麻黄を含
まないので高齢者にも安心して処方できます．

☀ 小青竜湯⑲の麻黄が心配なら

苓甘姜味辛夏仁湯⑪⑲は漢方薬の名前から構成生薬が容易
にわかります．茯苓・甘草・乾姜・五味子・細辛・半夏・杏
仁です．小青竜湯⑲は麻黄を含むため，血圧が上がる，胃に
障るなどの症状が出やすい高齢者のコロナ後遺症治療では，
苓甘姜味辛夏仁湯⑪⑲の方が好まれます．

嚥下障害

肺炎の予防

肺炎の改善

☀ 嚥下障害の方の服用の工夫

　新型コロナウイルスに感染後，嚥下障害を合併するような
ケースでは，エキス製剤を粉末のまま水に混ぜて電子レンジ
で加熱してから服用させましょう．嚥下障害が比較的顕著な
ら，漢方薬に常温で固まるゼリーを加え，漢方ゼリーを試し
てみましょう．ゼリーのほかに，お湯で溶かした漢方薬を凍
らせた漢方氷にしてもよいでしょう．

88002-894 JCOPY

和田健太朗

半夏厚朴湯 ⑯
（＋小柴胡湯加桔梗石膏 ⑩）

嚥下障害に伴う肺炎の予防に用いられます．新型コロ
ナウイルス感染症の急性期では，小柴胡湯加桔梗石膏
⑩を1週間程度併用するのもよいでしょう．

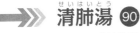

清肺湯 ⑨⓪

すでに誤嚥性肺炎を発症している場合，病態改善に役
立ちます．

☀ ひとことメモ

　粉末製剤が苦手な場合，漢方薬によっては錠剤やカプセル
製剤も準備されているので，剤型の変更を検討しましょう．
半夏厚朴湯⑯には低下した嚥下反射や咳反射を改善させ，肺
炎の予防につながるとの報告があります．また，清肺湯⑨⓪に
はすでに発症した肺炎の発熱日数の減少・CRPの低下・抗菌
薬の総使用量の削減効果をもたらすとの報告もあります．

耳鼻科

コロナ後遺症の治療法として注目されるBスポット療法（EAT）とは？

　最近，Bスポット療法（epipharyngeal abrasive therapy：EAT）が，一部の long COVID に有効という報告が注目されています．EAT とは，0.5～1.0%塩化亜鉛液を浸した綿棒を上咽頭粘膜に直接塗布する治療のことで，粘膜が出血するようであれば慢性の上咽頭炎があると考えます．上咽頭は免疫器官の1つでもあり，粘膜表面のリンパ球が外部からの異物侵入に備えています．EAT が有効である機序として，以下のようなことが考えられています．第一に，塩化亜鉛塗布による上咽頭粘膜からの炎症性物質の排出と，粘膜の炎症の沈静化です．第二の機序は EAT の瀉血作用であり，上咽頭の微小循環障害（瘀血）を改善させる可能性があります．第三の機序は迷走神経刺激反射です．上咽頭は迷走神経と舌咽神経の支配を受けていますが，EAT は迷走神経を刺激することにより神経系の症状を改善します．

　実は，IgA 腎症に対して一般的に行われている扁桃摘出＋ステロイドパルス療法後も寛解に至らないケースに対しては，尿所見の改善を目的に（新型コロナウイルス感染症の流行前から）EAT が一部の医療機関で熱心に行われてきており，一定の効果が報告されています．しかし，EAT を行う医療機関はまだ限定的です．今後，コロナ後遺症の治療法として注目される EAT の手技の普及が望まれます．詳しくは，日本病巣疾患研究会のウェブサイトをご参照ください．

（和田健太朗）

Nature 論文に引用されたコロナ後遺症に対する B スポット療法（EAT）

Nature 誌が News Feature の中でコロナ後遺症の治療研究に関して議論しています．問題点は大きく 2 つに分けられます（Nature 608：258-260, 2022）．

①コロナ後遺症の臨床試験は難しい

コロナ後遺症の病態は単一ではなく，複数の原因が関与している可能性があります．したがって，有望な治療法でも間違ったグループに投与されるだけで臨床試験が失敗する恐れがあります．またブレインフォグや疲労感は客観的な評価が難しく，変動も激しいため臨床試験を行いにくいのです．

②エビデンスのない治療が行われていないか監視する必要がある

臨床試験として，新型コロナワクチン，抗ウイルス薬，コルヒチン，ステロイド，抗ヒスタミン薬，RSLV-132，抗うつ薬，血栓形成を標的とした薬剤カクテル等が計画中です．重要なことは，これらの治療にはまだエビデンスがなく，副作用が問題となる薬剤を含むことです．効果が実証されていない抗凝固薬の投与やアフェレシスを行う海外の医療機関もあります．そして，コロナ後遺症としての疲労・頭痛・注意障害が EAT により改善したとするわが国の論文（Viruses 14：907, 2022）も引用されています．

患者を守るためには無作為化比較試験を行い，効果を示した治療を行う必要がありますが，上記の理由から難しいのが現状です．

（和田健太朗）

下痢症（急性）

和田健太朗

五苓散 ⑰

一般的な下痢症状の第一選択．半夏瀉心湯⑭でもよいでしょう．

☀ 感染性胃腸炎には漢方がオススメ

　新型コロナウイルス感染症をはじめとする感染性胃腸炎に伴う下痢の際は，西洋薬の止痢薬はあまりオススメできません．そんなつらい症状に対しては，体内の水分バランスを整えてくれる五苓散⑰が第一選択です．もちろん，経口摂取が可能なら塩分を含む水分（オーエスワン：OS-1 など）摂取，経口摂取ができないほど重篤なら輸液療法も必要です．

下痢症（慢性）

和田健太朗

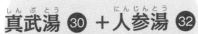

真武湯 ③⓪ ＋人参湯 ③②

倦怠感・消耗傾向に，それぞれ単剤で用いても，併用でも構いません．体力低下・消耗傾向が目立つような方に．

☀ 附子と乾姜を共に含む漢方薬はありません

　上・下部の消化管内視鏡検査や画像検査などを行っても原因が明らかではなくて，西洋薬を用いても効果が得られない長期化する下痢症には，真武湯③⓪や人参湯③②が効きます．真武湯③⓪と人参湯③②には，身体を温める作用が非常に強い生薬である附子と乾姜をそれぞれ含み，冷え・倦怠感・消耗傾向を改善します．

逆流性食道炎

急性期

長期化したら

のどが詰まる感じ

☀ 西洋薬を優先に，漢方薬は補助的に

現在では，西洋薬にプロトンポンプインヒビター (PPI)，
H_2 ブロッカーなど効果の高い薬剤があるため，効果の確実
性という点ではこれらの薬剤の処方を優先します．また，潰
瘍を疑った場合は積極的に内視鏡検査を行い，悪性腫瘍を否
定しておきましょう．これらの治療で十分な効果が得られな
い場合，漢方薬を併用するとさらなる効果を期待できます．

88002-894 JCOPY

半夏瀉心湯 ⑭

逆流症状，ゲップ，食道の灼熱感を訴えるようなとき
に用います．

六君子湯 ㊸

胃酸の逆流症状よりも，胃もたれ感・胃に水が溜まる
ような訴え，食欲不振などの症状が前面に出る方に．

半夏厚朴湯 ⑯

気分がふさぐ感じ，胸やのどにつかえるような違和感
を訴える方に．

☀ 漢方薬の味と体質

　体力の有無にかかわらず，多くの患者さんは六君子湯㊸を
おいしいといいます．しかし，時に口に合わない方がいます
ので，そのようなときには四君子湯㊗に変更します．また，
以前はおいしく飲めていた六君子湯㊸がまずく感じるように
なる方もいます．そんなときは体質が変わったと考え，別の
処方に変更・中止する時期と考えてください．

嘔吐・吐き気

尿量減少

胃腸が弱い

頭痛・冷感

みぞおちが
ポチャポチャ

五苓散⑰の特徴

　一般的に，五苓散⑰は口渇感，尿量減少，浮腫がみられる
とき，つまり二日酔いのような症状のときに有効です．感染
性胃腸炎で嘔吐，下痢症状がひどいときにも有効です．五苓
散⑰には脱水傾向にあるときは水分を身体に保持する方向
に，逆に浮腫，胸水貯留など溢水傾向の時には体外に水分を
排泄させるような働きがあります（体液バランスの保持作用）．

88002-894 JCOPY

五苓散 ❶

尿量減少や口渇の訴えも伴う場合に.

六君子湯 ❹

普段から胃腸が弱く，食欲低下も伴う場合に. 四君子湯❼でも構いません.

呉茱萸湯 ❸

消化器症状に加えて，頭痛・冷感も訴えるようなときに.

小半夏加茯苓湯 ❷

みぞおちのあたりを打診するとポチャポチャいうような場合に.

☀ ひとことメモ

呉茱萸湯❸は（片）頭痛で頻用されるまずい漢方薬の１つですが，効く人には味が合うようで，難なく継続処方できるようです. 頭痛に伴う嘔気・嘔吐症などにも効果があります. 小半夏加茯苓湯❷は保険病名に「妊娠嘔吐」が含まれているように，嘔気・嘔吐に効果があります. お湯に溶かして冷蔵庫で冷やして頻回に，少量ずつ飲むのがオススメです.

動悸

ファーストチョイス

発熱や脱水に伴う動悸

強い動悸症状

☀ 原疾患の治療が優先

　身体所見を取り，各種画像・生理検査等を行った結果，動悸の原因が心血管疾患である場合は，原疾患の治療を優先します．一方，それらが否定され，新型コロナウイルス感染症に伴う発熱・全身の消耗状態や，心因性（パニック障害，うつ状態，自律神経失調症など）の動悸と判断されたものに対しては，漢方薬治療の適応となります．

88002-894 JCOPY

和田健太朗

>>> ### 苓桂朮甘湯 ㊴

苓桂朮甘湯㊴は心悸亢進症状に対してよく用いられます.

>>> ### 炙甘草湯 ㊿
(＋苓桂朮甘湯 ㊴)

苓桂朮甘湯㊴の併用により効果増強を期待できます.

>>> ### 柴胡加竜骨牡蛎湯 ⑫
(＋苓桂朮甘湯 ㊴)

苓桂朮甘湯㊴の併用により効果増強を期待できます.

☀ 併用で作用を増強

　各種の動悸症状に対しては，苓桂朮甘湯㊴・炙甘草湯㊿・柴胡加竜骨牡蛎湯⑫などを用います．さらに，苓桂朮甘湯㊴をベースとして炙甘草湯㊿や柴胡加竜骨牡蛎湯⑫を併用することにより，作用増強効果を期待できます．

胸部の痛み・違和感

ファーストチョイス

特に咳をしたときの
胸痛

肋間神経痛様の胸痛

☀ 西洋薬で治療法がないときが困ります

新型コロナウイルス感染症では，急性期から回復後も，胸痛，息苦しさ，全身倦怠感等を訴える患者が多くみられます．新型コロナウイルスは心臓にも感染し，一部では心筋炎や血栓塞栓症を合併症します．各種の検査を行い，心血管系疾患が否定された場合，西洋薬による根本的な治療法は存在しないため，困っている患者さんが多くおられます．

柴朴湯 96

柴胡剤（小柴胡湯❾の構成生薬を含む）と半夏厚朴湯❻の成分を含み，経過の長い胸部症状全般に用います．

柴陥湯 73

柴朴湯❾と同じく柴胡剤（小柴胡湯❾の構成生薬を含む）ですが，胸部の炎症に伴う痛みがより強いものに．

当帰湯 102

西洋薬のない時代，循環器疾患を含む胸痛全般に用いられました．

☀ 漢方はどのような訴えにも対応可能

漢方薬治療は，どのような訴えにも対応できますから，原因不明の胸痛に対しても使用して症状の緩和に役立てたいものです．柴朴湯❾が胸痛に奏功するケースがしばしばみられますが，この漢方薬には半夏厚朴湯❻が含まれており，胸痛を「咽中炙臠が強くなったもの」と捉えて，胸痛の緩和治療に応用します．

ファーストチョイス

ファーストチョイスが
胃に障る

☀ 附子の増量で効果増強

　八味地黄丸❼に牛膝と車前子を加えたものが牛車腎気丸⓵⓪⓻です．八味地黄丸❼や牛車腎気丸⓵⓪⓻は，主に男性の前立腺肥大に伴う頻尿に用いられてきましたが，女性の頻尿症状に対しても有効です．これらは附子を含む漢方薬なので，附子の増量により，効果を増強することが期待できます．

88002-894 JCOPY

和田健太朗

>>> # 八味地黄丸 7
or 牛車腎気丸 107 ＋附子

1.5〜4.5 g/日などで附子を増量することにより，効果の増強を期待できます．

>>> # 清心蓮子飲 111

胃が弱く，地黄を含む第一選択薬が飲めないときはこちらを用います．

泌尿器

☀ **清心蓮子飲111は泌尿器の参耆剤**

清心蓮子飲111の構成生薬は，麦門冬・茯苓・蓮肉・黄芩・車前子・地骨皮・甘草・人参・黄耆です．泌尿器科領域における「参耆剤」とイメージするとよいでしょう．

参耆剤は，人参と黄耆を含む漢方薬で，気力・体力を補う作用があります．

　鉄と亜鉛，そしてタンパク質

　　コロナ後遺症の患者さんには鉄と亜鉛の摂取を勧め
ています．採血で正常値を超えていない限り，摂取を
勧めています．鉄や亜鉛を補うことで西洋医学的治療
で軽快しなかった患者さんの症状が好転するという経
験知をたくさん持っているからです．そこに 1,000 例
規模のランダム化臨床試験のエビデンスはありませ
ん．副作用がほぼない鉄や亜鉛を摂取することにラン
ダム化臨床試験を要求する必要もありません．困って
いるのなら試してみればよいのです．医療用の薬剤と
して処方することもできますが，サプリメントでも安
価なので，僕は日本製のサプリメントの摂取を勧めて
います．そしてタンパク質も大切です．筋痛性脳脊髄
炎/慢性疲労症候群（ME/CFS）様の症状で嚥下も困難
なときは，まず食べられるものを食べてもらいます．
嚥下はできても食欲がないときは，ご自身が好きな食
材を何でも食べてもらっています．ある程度食べられ
るようになったらタンパク質をちょっと多めに摂るこ
とを勧めています．最初は卵をたくさん食べればいい
と説明しています．サプリメントであれば BCAA
（Branched Chain Amino Acid）であるバリン，ロイ
シン，イソロイシンを含んでいるものを勧めていま
す．これは僕がトライアスロンに必死に挑戦していた
ときに愛用していたもので，筋力増強には良いと実感
したからです．ME/CFS などで重力に逆らえないほど
の筋肉疲労があるときにもよいと思っています．

（新見正則）

インポテンツ

和田健太朗

八味地黄丸 ⑦
or 牛車腎気丸 ⑩

初老期の諸症状（腎虚），下半身の機能低下を改善させる漢方薬の代表です．

☀ ひとことメモ

　長期的なコロナ後遺症としてインポテンツも認められます．新型コロナウイルスによるテストステロンやデヒドロエピアンドロステロン等の男性ホルモンの形成阻害や微小循環障害が一因とされます．治療にはバイアグラなどの ED 治療薬が用いられますが，アンチエイジングの基本である八味地黄丸⑦や牛車腎気丸⑩などの漢方薬を用います．

関節痛

急性期

亜急性期〜慢性期

西洋薬に漢方薬をプラスして使用

新型コロナウイルス感染症の急性期の関節痛に，アセトアミノフェン，NSAIDs などの西洋薬でも効果不十分なとき，麻杏甘石湯(55)＋麻杏薏甘湯(78)が効果的です．西洋薬との併用でも問題ありません．西洋薬単剤での効果が見込めないときや，何らかの事情で使用できないときなどに次の一手として，漢方薬治療を知っていると診療の幅が広がります．

88002-894 JCOPY

和田健太朗

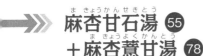

>>> 麻杏甘石湯 ⑤⑤
＋麻杏薏甘湯 ⑦⑧

筋肉痛の部位にかかわらず，幅広く使用できます．また，麻黄附子細辛湯⑫も使用できます．

>>> 桂枝加朮附湯 ⑱ ＋附子

構成生薬の1つである附子の作用で鎮痛効果の増強を図ります．附子は1.5〜4.5g/日などで増量します．

運動器

☀ 虚弱な方の痛み止め

　鎮痛作用を持つ生薬の代表は麻黄と附子です．この両者を含む漢方薬に麻黄附子細辛湯⑫があり，それなりに強い鎮痛作用を持ちます．虚弱体質で動悸などを起こすため麻黄を飲めない患者さんを含めて，幅広い層に使用できるのが桂枝加朮附湯⑱です．桂枝加朮附湯⑱に「附子」を単剤で増量すると，さらに強い鎮痛効果を期待することもできます．

筋力低下

ファーストチョイス

冷え

倦怠感

☀ サルコペニアに漢方薬で対応

新型コロナウイルス感染症の流行に伴い，外出を自粛している人では運動量の低下から筋肉量が減少・筋力低下がみられます．つまり，サルコペニアが進行するリスクが高まります．有効な手段は西洋薬にはまだ存在せず，筋力トレーニングなどが行われます．牛車腎気丸⑩は，サルコペニアの改善や進行を抑制する効果を期待できます．

88002-894 JCOPY

和田健太朗

牛車腎気丸 107

筋力低下をフレイルと捉え，生命力の低下した状態（腎虚）を改善させる牛車腎気丸107を用います．

牛車腎気丸 107 ＋附子

附子を 1.5〜4.5 g/日などで増量することにより，作用の増強も期待できます．

運動器

補中益気湯 41

食欲も改善させ，栄養状態の改善効果も期待できます．

☀ 倦怠感に悩んだら

　コロナ後遺症の倦怠感や筋力低下は，遷延しやすいといわれています．症状が重くなり，長期化すると，日常生活や仕事・学業にも影響が出てきます．周囲から気のせい・仮病などと扱われることもあり，患者さんはつらい思いをしています．筋力低下よりも倦怠感が強い場合は，補中益気湯41に切り替えてみても良いでしょう．

筋肉痛

```
急性期
```

```
急性期を過ぎた
```

```
頓服
```

☀ ひとことメモ

新型コロナウイルス感染症の急性期の筋肉痛に対しては，関節痛と同様，麻杏甘石湯❺＋麻杏薏甘湯❼❽が効果的です．これで痛みが改善しないようなら，芍薬甘草湯❻❽を頓服で併用します．ある程度時間が経過したものに対しては，麻黄剤や附子剤で対応しますが，筋肉痛であれば，薏苡仁湯❺❷を処方します．

88002-894 JCOPY

和田健太朗

▶▶▶ **麻杏甘石湯 55**
＋麻杏薏甘湯 78

筋肉痛の部位にかかわらず，幅広く使用できます．

▶▶▶ **薏苡仁湯 52**

ある程度時間の経過した筋肉痛であれば，薏苡仁湯52が効果的です．

▶▶▶ **or 桂枝茯苓丸 25**

炎症に伴う微小循環障害を改善させる効果があります．血栓塞栓リスクの高い方には西洋薬と併用して．

運動器

▶▶▶ **芍薬甘草湯 68**

芍薬と甘草の2種類のみの生薬から成り，即効性のある鎮痛薬として頻用されます．

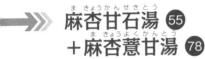
☀ 芍薬甘草湯68が効きにくくなったら

芍薬甘草湯68は長期投与により効果が低下することもあるので，そんなときは疎経活血湯53に変更してみましょう．さらに痛みが難治化・慢性化するようであれば，桂枝茯苓丸25などの駆瘀血剤や，抑肝散54なども奏功することがあるので試してみましょう．抑肝散54にはミクログリアやアストログリアの活性化の抑制作用が明らかにされています．

顔がほてる

> 更年期障害っぽい

> ともかく冷ましたい

☀ 更年期障害の併存

　コロナ後遺症にかかわらず閉経前後の年齢の女性が不定愁訴を訴えると更年期障害を連想させます．そんなときは加味逍遙散❷がファーストチョイスです．コロナ後遺症は感染が軽くても後から症状が現れることがあります．更年期障害とコロナ後遺症が重なることも少なくありません．疲れが目立つときは加味帰脾湯❸に変更します．

新見正則

加味逍遙散 ㉔

加味逍遙散㉔を参考剤にしたイメージが加味帰脾湯⑬⑦です．加味逍遙散㉔は自律神経失調症のファーストチョイスです．

黄連解毒湯 ⑮

黄連解毒湯⑮は黄芩，黄連，山梔子，黄柏の4つの生薬からなる漢方薬です．黄連は石膏と並んで冷やす生薬の代表です．

婦人科

☀ 冷ます漢方薬

冷ます生薬の石膏や黄連を含んでいる漢方薬はオートマチックに冷ます効果が強いと結論して問題ありません．温める代表は乾姜と附子ですから，これらを含んでいる漢方薬はオートマチックに温めると推論してOKです．乾姜と黄連を両方含む半夏瀉心湯⑭と黄連湯⑫は中間です．生薬から漢方の性格を類推できる本が『3秒でわかる漢方ルール』です．

生理不順

ファーストチョイス

体力がない

　女性の3大漢方薬の当帰芍薬散㉓は6種類, 加味逍遙散㉔は10種類, 桂枝茯苓丸㉕は5種類の生薬から構成されます. 共通する生薬があるので, 全部盛りをしても21種類にはならず14種類です. しかし, この14種類からあえて生薬を削った処方がそれぞれ生き残っています. 足し合わせると効力が弱まるのです. ですから実は漢方では引き算も大切です.

新見正則

当帰芍薬散 ㉓

当帰芍薬散㉓は蒼朮，沢瀉，茯苓，当帰，芍薬，川芎の 6 つの構成生薬からなる漢方薬です．前半 3 つが利水剤，後半 3 つが駆瘀血剤（古血の溜まりを解消）です．

当帰建中湯 ⑫③

当帰建中湯⑫③は小建中湯㉙（桂皮，芍薬，甘草，大棗，生姜，膠飴）に当帰を加えたものです．小建中湯㉙は虚弱者向けの漢方薬です．詳しくは『フローチャート女性漢方薬』を参照下さい．

> 当帰建中湯⑫③の賦形剤は飴だよ！

新見

☀ 散，丸，湯

女性の三大処方には散と丸という字が最後に付きます．散は生薬を粉砕してそのまま飲む，丸は粉砕した生薬を錬蜜で丸めて飲むことです．一方で湯とは 1 日分の生薬を約 600 mL の水に入れて，半分まで煮詰めて滓を捨て，残りを飲みます．ところが散や丸も同量を煎じて内服することが普及しました．効果の差異はわかりません．

ドライアイ

ファーストチョイス

セカンドチョイス

☀ 随伴症状を治す

　コロナ後遺症でドライアイを訴える人もいて，そしてドライアイを軽減することで他の症状が楽になることもあります．目を大きく開けて12秒瞬きせずにいられれば合格，そうでない場合には治療します．最も困っている症状を治せないときは，併存している症状で治せるものから治してみることも悪くはないのです．

88002-894 JCOPY

新見正則

麦門冬湯㉙

麦門冬湯㉙は滋潤剤です．口腔内の乾燥にも有効です．麦門冬のほかは頻用生薬にて，生薬の麦門冬が重要です．

四物湯(71)

四物湯(71)がないときは四物湯(71)をそのまま含有する十全大補湯㊽，七物降下湯㊻，当帰飲子(86)，温清飲(57)なども使用可能です．

血虚には四物湯(71)

四物湯(71)は当帰，芍薬，川芎，地黄からなる漢方薬です．栄養失調や貧血状態（血虚）に有効な漢方薬です．四物湯(71)単独での使用は少なく，四物湯(71)＋四君子湯(75)＋黄耆＋桂皮で構成される十全大補湯㊽が頻用されます．四君子湯(75)は気力がない状態（気虚）で四物湯(71)は血虚の薬剤ですから，十全大補湯㊽は気血両虚の参耆剤として有名です．

眼疾患を合併したら

結膜炎なら

緑内障を併発したら

☀ 足し算の叡智を確かめたマウスの実験

　僕は「漢方薬は生薬の足し算の叡智」と常々語っています。それをマウスで証明したのが僕が行ったマウスの実験で，柴苓湯⑭の投与で移植心の拒絶が抑制されましたが，柴苓湯⑭を構成する生薬単独では無効で，また柴苓湯⑭の構成生薬から１つを削除したものはどれも無効でした（Transplantation 2009；87（12）：1787-91）。

88002-894 JCOPY

新見正則

柴苓湯 ⑭
柴苓湯⑭は小柴胡湯❾と五苓散⑰を合わせたもので重複する生薬がないので，7種類+5種類で構成生薬は12種類となります．

釣藤散 ㊼
釣藤鉤は釣藤散㊼のほか，七物降下湯㊻，抑肝散㊾，抑肝散加陳皮半夏㊚に含まれています．

眼
科

☀ さらなる実験

　柴苓湯⑭は小柴胡湯❾と五苓散⑰を足し合わせたものです．7つの構成生薬からなる小柴胡湯❾をまず作って，また別に5つの構成生薬からなる五苓散⑰を作って2つを合わせたものと，12種類を一緒に作ったものは同じかという疑問をマウスで実験したところ同じ結果ではありませんでした（新見正則の非公開データ）．

爪の異常

ファーストチョイス

セカンドチョイス

💥 保険病名

漢方薬を保険で使用するには保険病名との整合性が必要で
す.四物湯❼の保険病名は「皮膚が枯燥し,色つやの悪い体
質で胃腸障害のない人の次の諸症:産後あるいは流産後の疲
労回復,月経不順,冷え症,しもやけ,しみ,血の道症」と
あります.「:」は and ではなく or と読むので,保険病名内
の文言があれば使用可能です.主症状の必要はありません.

四物湯 (71)

四物湯(71)に黄連解毒湯⑮を加えたものが温清飲(57)ですが，爪の異常には四物湯(71)単独が有効なことが多いのです．

竜胆瀉肝湯 (76)

竜胆瀉肝湯(76)は上記で効かないときに奇効を発揮することがあります．中医学では肝と爪は関連しています．

中医学も楽しい

四物湯(71)を含めたいろいろな漢方薬を使用して軽快しない爪の訴えの患者さんで竜胆瀉肝湯(76)が奇効を呈したことがあります．それ以来，爪の病変に竜胆瀉肝湯(76)をバックアップとして用いています．中医学的には当然の選択肢のようです．中医学は奥が深く習得に長い年月を要しますが，要点をうまく使えば OK ですね．治ればなんでも OK です．

脱毛

ファーストチョイス

気力がない

気分が晴れない

☀ 加と合

桂枝加竜骨牡蛎湯㉖は桂枝湯㊺＋竜骨と牡蛎の構成です．
「加」の左側が漢方薬名で右側が加えられた生薬名です．漢方
薬と漢方薬を足す場合は猪苓湯合四物湯⑫とか茯苓飲合半夏
厚朴湯⑯のように「合」という文字を使用します．柴苓湯⑭
は小柴胡湯合五苓散です．生薬をいくつか加えるときには
「加味」も使います．加味帰脾湯㊲などが該当します．

新見正則

柴胡加竜骨牡蛎湯 ⑫

柴胡加竜骨牡蛎湯⑫は「柴」という字があるので,柴胡と黄芩を含む漢方薬で,かつ精神安定をもたらす竜骨と牡蛎も含有します.

桂枝加竜骨牡蛎湯 ㉖

桂枝加竜骨牡蛎湯㉖は桂枝湯㊺に竜骨と牡蛎を加えたもので,柴胡加竜骨牡蛎湯⑫よりも華奢な方向きです.柴胡は含まれていません.

加味帰脾湯 ⑬⑦

心の不調タイプに有効な参耆剤で柴胡を含みます.

皮膚科

☀ 脱毛

コロナ後遺症で脱毛を訴える人は少なくないのです.数ヵ月から2年ぐらいで軽減することが多いのです.患者さんに上記の漢方薬を処方しても漢方薬が効いたのか,時間経過で軽快したのかは実は不明です.しかし臨床医にとってはどちらでもよく,経済毒性と副作用が軽微なら併用すればよいのです.そこにエビデンスをあえて求める必要もありません.

皮疹・湿疹

ファーストチョイス

カサカサしている

ジットリしている

☀ 動物性生薬

漢方薬は生薬の足し算ですが，多くは植物由来です．鉱物由来や動物性生薬もあります．動物性生薬の代表は蟬退と阿膠でしょう．阿膠はニカワです．また，牡蛎は蠣の貝殻，竜骨は大動物の化石化した骨ですので動物性生薬とも言えます．竜骨や牡蛎はカルシウムが主成分ですが，微量に含まれる他の成分が実は大切なのではと思っています．

十味敗毒湯 ⑥

十味敗毒湯⑥は桔梗，柴胡，川芎，茯苓，独活，防風，甘草，荊芥，生姜，樸樕の 10 種の生薬からなる漢方薬で，華岡青洲が考案したものです．

温清飲 (57)

温清飲(57)は温める四物湯(71)と冷ます黄連解毒湯⑮を合わせたもので，処方名に合致しています．アトピーにも効きます．

消風散 ㉒

消風散㉒は蟬退という生薬を含んでいます．蟬の抜け殻で，動物性の生薬です．冷ます生薬の石膏も含有しています．詳しくは『フローチャート皮膚科漢方薬』をご参照下さい．

紫雲膏(501)

保険適用漢方薬で唯一の塗り薬が紫雲膏(501)です．ゴマ油，紫根，当帰，サラシミツロウ，豚脂からなります．ステロイドは含有されませんので，ステロイドを嫌がる人には大好評です．しかし，豚脂のベタベタ感，紫根の紫色が不評の原因になります．最初は少量を処方し気に入ったら増量します．保険病名には注意が必要です．

登校拒否

ファーストチョイス

生理がある女児なら

　僕の漢方の師匠の松田邦夫先生（東大，昭和 29 年卒）は，子どもには小建中湯❾❾と五苓散⓱でほぼ十分と教えてくれました．それほど，この 2 つの漢方薬で子どもの多くの訴えをカバーできます．虚弱体質や腹痛などは小建中湯❾❾，めまい，風邪，乗り物酔い，下痢，嘔吐，頭痛，むくみ，熱中症などは五苓散⓱です．どれも保険病名が当てはまります．

新見正則

小建中湯 ⑨⑨

小建中湯⑨⑨は桂皮，芍薬，甘草，大棗，生姜，そして膠飴からなる漢方薬です．五苓散⑰と並んで小児の頻用処方です．

当帰建中湯 ⑫⑬

小建中湯⑨⑨に当帰を加えたものが当帰建中湯⑫⑬です．当帰は駆瘀血作用があるので生理がある女児にはこちらです．詳しくは『フローチャート子ども漢方薬』をご参照下さい．

子ども

☀ 小建中湯⑨⑨の不思議

かぜ薬の桂枝湯㊺に芍薬を増量すると腹痛の特効薬である桂枝加芍薬湯㊻になります．そこに膠飴（水飴）を加えると小建中湯⑨⑨になります．つまり芍薬を1.5倍にするだけで，横隔膜から上がターゲットだった桂枝湯㊺が横隔膜から下をターゲットにする桂枝加芍薬湯㊻に変身し，そこに膠飴が加わるとなんと虚弱児を治す魔法の薬になります．

がん闘病中

ファーストチョイス

貧血傾向があれば

体力も低下していれば

コロナ感染症はがんの方にも起こりますし，治療により免疫力が低下している場合には重症化するといわれています．上記の漢方薬が生存率をエンドポイントにしてランダム化臨床試験を勝ち抜いた報告はありません．しかし，経験的に利用され，経済毒性と副作用が軽微なので，併用しましょう．動物実験レベルのエビデンスは報告されています．

88002-894 JCOPY

新見正則

補中益気湯 ㊶

免疫力のアップのためには補中益気湯㊶です．免疫力とは健康力です．

十全大補湯 ㊽

抗がん剤使用中や放射線治療中，またはそれらが予定されて貧血状態の可能性があるときは四物湯㊸を含有する十全大補湯㊽です．

人参養栄湯 ⑩⑧

フレイルが心配なときは，人参養栄湯⑩⑧を気長に処方して，さまざまな生活指導を併用します．詳しくは『フローチャートがん漢方薬』『フローチャートいたみ漢方薬』をご参照下さい．

☀ 明らかな臨床的エビデンスがある生薬

　2018年に生薬ファアイアが肝細胞癌手術後の患者さんの無再発生存率をエンドポイントにして1,000例規模のランダム化大規模臨床試験を勝ち抜きました（Gut. 2018 67（11）2006-16）．ファアイアは中国では1992年から抗がん新薬として認められていますが，日本では健康食品扱いです．保険適用ではないので希望者のみに内服してもらっています．

コラム 一般用漢方薬も活用

　一般用漢方薬には，実は医療用の漢方薬より多くの処方があります（医療用漢方薬148処方，一般用漢方薬294処方）．新型コロナウイルス感染症の症状を改善する漢方薬として知られる柴葛解肌湯（コタロー）は，医療用にはないため，葛根湯❶と小柴胡湯加桔梗石膏⑩を併用して似たような処方として使用します．実は，一般用漢方薬では，第2類医薬品として柴葛解肌湯（コタロー）があります．

　漢方薬は第2類医薬品に分類されるため，インターネットでの購入も可能です．どの処方を選択すればいいかさえわかれば，体調が悪い患者さんも，自宅にいながら漢方薬を入手することができます．報告されているコロナ後遺症のなかには，今までもインフルエンザや通常の風邪のあとで出ていた症状も多く，補中益気湯㊶や柴胡桂枝湯❿はドラッグストアでもよくお薦めしていました．

　また，一般用漢方薬は剤形が多いのが魅力です．のどの違和感があるときの一押しは，「ツムラ漢方トローチ桔梗湯」です．桔梗湯⑬をトローチにしたもので，水なしで飲めて，医療用の粉薬より飲みやすいです．のどに違和感や咳があるときに粉薬は飲みにくいものです．医療用には粉薬しかなくても，一般用漢方薬では錠剤が手に入ることもあります．漢方薬は飲みにくくて苦手とあきらめず一般用漢方薬も上手に取り入れて欲しいです．

（中山今日子）

88002-894 JCOPY

コラム セレンディピティ（Serendipity）

　監修の髙尾昌樹先生は僕の大学の後輩です．茨城県の出張先の病院で，少し先輩で外科医の僕が髙尾昌樹先生にいろいろな外科手技の手ほどきをしたそうです．髙尾昌樹先生と僕は，大学での移植免疫と脳の関係を調べる研究で久しぶりにつながりました．そして，またこの書籍の出版でつながることができました．

　僕は Serendipity という言葉が好きです．偶然を活かす能力と思っています．人とのご縁も偶然です．僕はたくさんのご縁の連続で楽しく日々を過ごしています．僕が外科の手ほどきをしていたのは遙か昔のことで，実は記憶もおぼろげな話です．昔のご縁が今につながり，新しい出版につながりました．何度も偶然につながる Serendipity です．

　僕は大脳が末梢の免疫制御細胞の誘導に関与しているという論文でイグノーベル医学賞受賞を 2013 年に頂きました．オペラ椿姫をマウスに聴かせると免疫制御細胞が誘導されたのです．エンヤの美しい音楽や津軽海峡冬景色，英会話の授業，地下鉄の工事の騒音，そして単一音など，どれも無効でした（J Cardiothorac Surg. 2012）．椿姫に巡り会えたことは不思議です．そして当帰芍薬散❷❸の匂いでもマウスでは免疫制御細胞が誘導されました．この当帰芍薬散❷❸による誘導効果はマウスの天敵である狼の尿の臭いを混ぜると消失することがわかりました（J Cardiothorac Surg. 2014）．こんな実験も Serendipity です．これからも Serendipity を大切に生きていこうと思っています．

（新見正則）

コラム 明らかな臨床的エビデンスがある
生薬を求めて

　漢方薬は保険適用で経済毒性が少なく副作用もまれ
です．歴史的な経験知（クリニカルパール）を土台に
して利用すれば，結構役に立ちます．漢方薬の処方決
定に漢方理論も必須ではなく，漢方診察もあえて行う
必要はないというのがモダン・カンポウの立ち位置で
す．確かにそうなのですが，僕には明らかな臨床的エ
ビデンスがない現状に対する精一杯の言い訳のようで
実は心苦しいのです．明らかな臨床的エビデンスとい
えるのは1,000例規模のランダム化された大規模臨床
試験です．そんな僕の夢が叶いました．それが生薬フ
アイアです．肝臓がん手術後の患者さんを内服群と非
内服群にランダム化して割り付け，そして96週後の
無再発生存率でエビデンスを得ることができました．
免疫チェックポイント阻害薬のオプジーボなどと同等
の結果です．さらにフアイアの漢方らしい魅力は，免
疫が亢進している状態（つまりステロイドが有効な病
態）である乾癬やIgA腎症などでもランダム化臨床試
験で結果を出しています．免疫を中庸に保つ作用があ
るのです．免疫チェックポイント阻害薬では一方的な
免疫の亢進で予想外の副作用がいろいろと報告されて
おり，両刃の剣となっています．その点，フアイアは
免疫の混沌（亢進と低下の混在）をも加療することが
できます．特に免疫異常がかかわるコロナ後遺症では
フアイア＋漢方薬が有効と思います．日本フアイア研
究会を中心に新見正則医院でもフアイアの啓蒙と様々
な疾患や症状への臨床応用に取り組んでいます．

（新見正則）

あとがき

　本書の執筆依頼が舞い込んだのは，ちょうど2022年の盛夏で新型コロナウイルスの第7波の真最中でした．直前に，私の前著『フローチャート慢性腎臓病漢方薬』の校正を終え，翌月には発売になるのを待つばかりで，解放感を味わった矢先でしたが，これもご縁と考えて執筆をお引き受けしました．

　私は，総合内科専門医・腎臓透析専門医・漢方専門医として地域医療に従事する一臨床医として，日々の新型コロナ感染症の有熱外来や，感染から回復後の後遺症に悩まれた末，私の漢方専門外来へ辿り着かれた患者さんの診療体験をベースに執筆しました．

　新型コロナウイルスは瞬く間に世界中に広がり，各地で独自の変異を繰り返した結果，世界中から様々な変異株が報告されています．今後もウイルスが変異を繰り返すたび新しいワクチン開発が必要になるでしょう．抗ウイルス薬に関しても同様で，常に新たな治療薬の開発が必要になるでしょう．

　新型コロナウイルス感染症における漢方薬治療では，ウイルスを直接攻撃することはできませんが，ウイルス感染に伴う炎症を抑える「抗炎症作用」を期待できます．具体的には，サイトカインの過剰状態（サイトカインストーム）を抑えること・微小循環の改善・ウイルス感染で傷ついた組織の修復を促す作用などです．

　西洋薬による感染症治療では，ピンポイントで病原体（ウイルス）の弱点を攻撃する治療を行いますが，治療を受ける患者さんの病気に打ち勝とうとする力（闘病力）が低下したままでは，うまく治療効果を得ることができません．一方，

漢方薬治療では原因（ウイルス）の種類を問わず，現在患者さんの体内で起こっている不都合な状態を捉え，病態の改善につなげます．すなわち，新型コロナウイルス感染症に対する漢方薬治療では，繰り返す変異ウイルスの出現やその性質などは，治療方法の選択に影響しません．攻撃主体の西洋薬による治療に対し，漢方薬治療は患者さん自身の闘病力を助けるやさしい治療であることから，両者の併用は相性が良いと考えられます．

今後もしばらくの間は新型コロナ感染の流行が続く可能性があり，様々な合併症・後遺症の相談で医療機関を受診される患者さんの診療は避けては通れないでしょう．しかし，根本的な治療法が存在しないこれらの症状に対し，我々はどう対応すればよいのでしょうか？　もともと漢方薬は2000年近く前の中国でおこった感染症のパンデミックの際に，急性熱性疾患に対する治療法として発展し，傷寒論という感染症治療マニュアルのような書物にまとめられ，現在まで続いてきた歴史ある医療です．長く続いてきたことにはそれなりの理由があるということです．漢方治療は万能ではありませんが，どんな訴えや症状に対しても，取りあえず対応はできるということを本書でお示しできたと思います．標準治療としての西洋薬を用いた上で，次の一手としての漢方薬の併用治療を現場で活用し，是非ともその効果を実感してください．

出版にあたり監修の労をおとり頂いた髙尾昌樹先生，共著の新見正則先生，コラムを寄稿頂きました中永士師明先生，中山今日子先生，編集担当の林峰子様に感謝申し上げます．

2022年8月　　　　　　　　　　　　　　　　和田　健太朗

88002-894 JCOPY

参考文献

新見正則 ‥‥‥‥‥‥‥‥‥‥‥‥‥‥‥‥‥‥‥‥‥‥‥‥‥‥‥‥‥‥‥
 1) 松田邦夫，稲木一元：臨床医のための漢方［基礎編］．カレントテラピー，1987
 2) 大塚敬節：大塚敬節著作集　第1巻〜第8巻 別冊．春陽堂，1980-1982
 3) 大塚敬節，矢数道明，清水藤太郎：漢方診療医典．南山堂，1969
 4) 大塚敬節：症候による漢方治療の実際．南山堂，1963
 5) 稲木一元，松田邦夫：ファーストチョイスの漢方薬．南山堂，2006
 6) 大塚敬節：漢方の特質．創元社，1971
 7) 大塚敬節：漢方と民間薬百科．主婦の友社，1966
 8) 大塚敬節：東洋医学とともに．創元社，1960
 9) 大塚敬節：漢方ひとすじ―五十年の治療体験から―．日本経済新聞社，1976
10) 松田邦夫：症例による漢方治療の実際．創元社，1992
11) 日本医師会 編：漢方治療のABC．日本医師会雑誌臨増108 (5)，1992
12) 大塚敬節：歌集杏林集．香蘭詩社，1940
13) 三潴忠道：はじめての漢方診療十五話．医学書院，2005
14) 花輪壽彦：漢方診療のレッスン．金原出版，1995
15) 松田邦夫：巻頭言：私の漢方治療．漢方と最新治療13 (1)：2-4，世論時報社，2004
16) 松田邦夫，稲木一元：漢方治療のファーストステップ改訂第二版．南山堂，2011
17) 清水藤太郎：薬局の漢方．南山堂，1963
18) 新見正則：本当に明日から使える漢方薬．新興医学出版社，2010
19) 新見正則：西洋医がすすめる漢方．新潮社，2010
20) 新見正則：プライマリケアのための血管疾患のはなし漢方診

療も含めて. メディカルレビュー社, 2010

21) 新見正則:フローチャート漢方薬治療. 新興医学出版社, 2011

22) 新見正則:じゃぁ, 死にますか? ―リラックス外来トーク術―. 新興医学出版社, 2011

23) 新見正則:簡単モダン・カンポウ. 新興医学出版社, 2011

24) 新見正則:じゃぁ, そろそろ運動しませんか? 新興医学出版社, 2011

25) 新見正則:iPhone アプリ「フローチャート漢方薬治療」

26) 新見正則:じゃぁ, そろそろ減量しませんか? 新興医学出版社, 2012

27) 新見正則:鉄則モダン・カンポウ. 新興医学出版社, 2012

28) 松田邦夫・新見正則:西洋医を志す君たちに贈る漢方講義. 新興医学出版社, 2012

29) 新見正則:症例モダン・カンポウ. 新興医学出版社, 2012
新見正則:飛訳モダン・カンポウ. 新興医学出版社, 2013

30) 新見正則:患者必読医者の僕がやっとわかったこと. 朝日新聞出版, 2014

31) 新見正則:フローチャート漢方薬治療2. 新興医学出版社, 2014

32) 新見正則:3秒でわかる漢方ルール. 新興医学出版社, 2014

33) 新見正則, 樫尾明彦:スーパー★ジェネラリストに必要なモダン・カンポウ. 新興医学出版社, 2014

34) 新見正則:実践ちょいたし漢方. 日本医事新報 4683(1), 2014

35) 新見正則:患者さんのためのフローチャート漢方薬. 新興医学出版社, 2015

36) 新見正則:実践3秒ルール128漢方処方分析. 新興医学出版社, 2016

37) 新見正則, 樫尾明彦:モダン・カンポウ上達チェックリスト. 新興医学出版社, 2016

38) 新見正則:サクサク読める漢方ビギナー処方ドリル. 新興医学出版社, 2016

39) 新見正則:ボケずに元気に80歳!一名医が明かすその秘訣. 新潮文庫, 2017

40) 新見正則:論文からひもとく外科漢方. 日本医事新報社, 2017

88002-894 JCOPY

41) 新見正則：メディカルヨガ―誰でもできる基本のポーズ．新興医学出版社，2017

42) 新見正則：フローチャートこども漢方薬―びっくり・おいしい飲ませ方―．新興医学出版社，2017

43) 新見正則：フローチャートがん漢方薬―サポート医療・副作用軽減・緩和に―．新興医学出版社，2017

44) 新見正則：イグノーベル的バランス思考―極・健康力―．新興医学出版社，2017

45) 新見正則：フローチャート高齢者漢方薬―フレイルこそ漢方のターゲット―．新興医学出版社，2017

46) 新見正則，千福貞博，坂﨑弘美：漢方♥外来ナンパ術．新興医学出版社，2017

47) 新見正則，チータム倫代：フローチャート皮膚科漢方薬―いつもの治療にプラスするだけ―．新興医学出版社，2018

48) 新見正則，古郡規雄：フローチャートメンタル漢方薬―臨床精神薬理学の第一人者が教えます！―新興医学出版社，2019

49) 新見正則，千福貞博，坂﨑弘美：漢方♥外来―先生，儲かりまっか？．新興医学出版社，2019

50) 新見正則，鈴木美香：フローチャート女性漢方薬―とくに女性には効果バツグン！―新興医学出版社，2019

51) 新見正則，棚田大輔：フローチャートいたみ漢方薬―ペインと緩和にさらなる一手―．新興医学出版社，2019

52) 新見正則，千福貞博，坂﨑弘美：スターのプレゼン 極意を伝授！．新興医学出版社，2020

53) 新見正則，中永士師明：フローチャート救急漢方薬―リアル救急でも使える！―．新興医学出版社，2020

54) 新見正則，中山今日子：フローチャート薬局漢方薬―薬剤師・登録販売者専用―．新興医学出版社，2020

55) 新見正則：コロナで死ぬな！開業医．新興医学出版社，2020

56) 新見正則：抗がんエビデンスを得た生薬ファイア．新興医学出版社，2021

57) 新見正則：神経疾患の難病・難症に使える漢方薬．BRAIN and NERVE 73（12）：1371-1376，2021

和田健太朗 ・・・

1) 和田健太朗：透析医のための漢方薬テキスト―西洋医学で対応しきれない透析合併症に漢方で挑む！―．アトムス，2018

2) 和田健太朗：透析で使う漢方薬―患者のQOL向上のために―．中山書店，2008

3) 和田健太朗：高齢者漢方医学―健康長寿を目指す漢方医学・中医学・薬膳―（元気と美しさをつなぐヘルシー・エイジング・シリーズ No.5）．医学と看護社，2013

4) 和田健太朗：東洋医学で毎日スッキリ！疲れない体をつくる本―70 の新習慣―（知的生きかた文庫）．三笠書房，2016

5) 山家敏彦，和田健太朗：実践透析ガイド―トラブル・アクシデント対応．中山書店，2008

6) 新見正則，和田健太朗：フローチャート 慢性腎臓病 漢方薬―CKD の多様な症状や訴えに！―．新興医学出版社，2022．

7) 中永士師明：急性期漢方マニュアル．源草社，2019

88002-894 JCOPY

索 引

た

な

は

ま

や

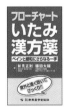

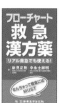

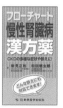
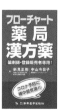

【著者略歴】

新見 正則 Masanori Niimi, MD, DPhil, FACS

1985 年	慶應義塾大学医学部卒業
1993 年〜1998 年	英国オックスフォード大学医学部博士課程留学
	移植免疫学で Doctor of Philosophy（DPhil）取得
1998 年〜	帝京大学医学部に勤務
2002 年	帝京大学外科准教授
2013 年	イグノーベル医学賞
2020 年	新見正則医院開設

専 門
消化器外科，血管外科，移植免疫学，労働衛生コンサルタント，日本体育協会認定スポーツドクター，
セカンドオピニオンのパイオニアとしてテレビ出演多数.
漢方医学は松田邦夫先生（東大 S29 年卒）に学ぶ.

趣 味 トライアスロン，中国語，愛犬ビションフリーゼ.

和田 健太朗 Kentaro Wada, MD, PhD

1997 年	日本医科大学卒業　日本医科大学内科臨床研修医
2005 年	日本医科大学大学院博士課程修了（博士・医学）
	日本医科大学旧第二内科、東京医科歯科大学腎臓内科、社会保険中央総合病院（現・東京山手
	メディカルセンター）腎臓内科などを経て、
2008 年	日本鋼管福山病院（広島県）内科腎臓専門部長・透析センター長

専 門
内科（とくに腎臓病、透析療法、老年病）、漢方、日本内科学会（総合内科専門医、指導医）、日本腎
臓学会（専門医、指導医、評議員）、日本透析医学会（専門医、指導医）、日本老年医学会（専門医、
指導医、代議員）、日本東洋医学会（専門医、指導医）、日本アフェレシス学会（専門医、評議員）

趣 味 旅行、登山、古美術.

©2022

第 1 版 4 刷発行　2024 年 4 月 19 日
第 1 版発行　2022 年 10 月 13 日

フローチャートコロナ後遺症 漢方薬
あなたも今日から診療できる！

定価はカバーに表示してあります

イラスト　高野綾美	監修　髙尾昌樹
	著者　新見正則・和田健太朗

発行者	林　　峰子
発行所	株式会社 新興医学出版社

〒113-0033　東京都文京区本郷6丁目26番8号
電話　03(3816)2853　　FAX　03(3816)2895

印刷　三報社印刷株式会社　　ISBN978-4-88002-894-1　　郵便振替　00120-8-191625

検 印
省 略